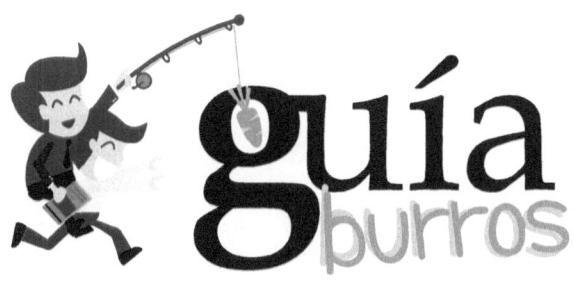

# ANÁLISIS CLÍNICOS

## AMELIA GARCÍA

www.analisisclinicos.guiaburros.es

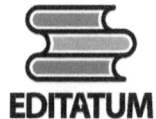

© EDITATUM

© AMELIA GARCÍA

Queda prohibida, salvo excepción prevista en la ley, cualquier forma de reproducción, distribución, comunicación pública y transformación de esta obra sin contar con la autorización de los titulares de propiedad intelectual. La infracción de los derechos mencionados puede ser constitutiva de delito contra la propiedad intelectual (art. 270 y siguientes del Código Penal). El Centro Español de Derechos Reprográficos (CEDRO) vela por el respeto de los citados derechos.

En la redacción del presente libro mencionamos logotipos, nombres comerciales y marcas de ciertas empresas u organizaciones, cuyos derechos pertenecen a sus respectivos dueños. Este uso se hace en virtud del Artículo 37 de la actual Ley 17/2001, de 7 de diciembre, de Marcas, sin que esta utilización suponga relación alguna del presente libro con las mencionadas marcas ni con sus legítimos propietarios. En ningún caso estas menciones deben ser consideradas como recomendación, distribución o patrocinio de los productos y/o servicios o, en general, contenidos titularidad de terceros.

Diseño de cubierta: © LOOKING4

Maquetación de interior: © EDITATUM

Primera edición: Junio de 2019

Segunda edición: mayo de 2023

Tercera edición: junio de 2024

ISBN: 9798395228246

IMPRESO EN ESPAÑA/ PRINTED IN SPAIN

Te invitamos a registrar la compra de tu libro o *e-book* dándote de alta en el **Club GuíaBurros,** obtendrás directamente un cupón de **2€ de descuento** para tu próxima compra.

Además, si después de leer este libro lo has considerado útil e interesante, te agradeceríamos que hicieras sobre él una **reseña honesta en cualquier plataforma de opinión** y nos enviaras un *e-mail* a **opiniones@guiaburros.es** para poder, desde la editorial, enviarte **como regalo otro libro de nuestra colección.**

# Agradecimientos

Mi especial agradecimiento a Editatum, por darme la oportunidad de compartir mi pequeño conocimiento sobre el mundo de la analítica. En especial a Sebastián Vázquez y Borja Pascual por darme ánimos para llevarlo a cabo.

A mi madre por enseñarme a vivir.

A mi padre, que desde donde esté, siempre me anima a poder con todo.

A mi hermana, casi culpable de mi pasión por el mundo de las batas blancas.

A Carlos, por animarme siempre a todo, por estar ahí, a mi lado.

Y cómo no, a mis hijas:

A Cristina, por ser mi pequeña prolongación, por compartir conmigo sus dudas, sus inquietudes, y sus miedos de su futuro como enfermera.

A Elena, mi periodista, porque sin ella esta guía no hubiera sido posible, gracias por creer en mí, desde el principio siendo un apoyo constante.

# Sobre la autora

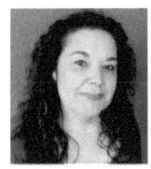**Amelia García** nació en Madrid en 1966. Desde muy joven se interesó por el mundo de la salud, formándose a través de libros de medicina y enfermería. Más tarde cursó un Grado Superior de Técnico Especialista de Laboratorio.

Continuó especializándose con distintos estudios: curso de Citomorfología Hematológica en el servicio de Hematología y Hemoterapia del Hospital General Gregorio Marañón, Estudio Serológico de Hepatitis B en el Complejo hospitalario de Salamanca y un curso de Inmunología y técnicas inmunofluorescentes.

Cuenta con más de veinticinco años de experiencia profesional desarrollados en el Laboratorio Dr. Merino Batres y el Instituto de Cardiología de Madrid.

# Índice

| | |
|---|---|
| Introducción | 11 |
| Hematología | 13 |
| Bioquímica | 26 |
| Coagulación | 47 |
| Orina | 52 |
| Pruebas reumáticas | 68 |
| Marcadores biológicos tumorales | 72 |
| Endocrinología | 84 |
| Inmunoglobulinas | 104 |
| Serología | 108 |
| Vitaminas | 121 |
| Alergia | 129 |
| Toxicología | 133 |
| Glosario | 138 |

# Introducción

Un análisis clínico es una prueba de exploración confirmatoria, solicitada por un médico a un laboratorio para confirmar o descartar un diagnóstico. La analítica es muy importante porque contribuye al estudio, prevención, diagnóstico, seguimiento y tratamiento de las enfermedades.

Los resultados deben ser interpretados siempre por un facultativo, siendo este, en función del historial médico del paciente, quien determine si los valores obtenidos son patológicos o no.

Es una de las pruebas más utilizadas. Consiste en extraer una pequeña cantidad de sangre venosa del paciente, que después es transportada al laboratorio para analizarla y determinar su composición. Una vez recogida la muestra, es etiquetada con un código de barras con toda la información del paciente para ser procesada posteriormente en los distintos analizadores del laboratorio.

Se analizan muestras biológicas humanas: sangre, orina, heces, médula ósea y líquidos de distintas procedencias: amniótico, cefalorraquídeo, pleural, sinovial, pericárdico...

La sangre tiene dos elementos. Por un lado el líquido, llamado **plasma,** que contiene sustancias como sales y proteínas, y por otro las células, de las cuales hay tres tipos: glóbulos rojos o hematíes, glóbulos blancos o leucocitos y plaquetas.

Una vez fuera del organismo, la sangre no tratada en tubos con anticoagulante se coagula, debido a que sus células y proteínas se hacen sólidas. El resultado de esta coagulación es una porción líquida llamada **suero,** que es el utilizado en pruebas químicas. Los resultados obtenidos pueden ser cuantitativos (en cantidad p.e. glucosa) y cualitativos (positivo y negativo).

En una analítica podemos encontrar numerosos datos, muchos de los cuales pueden sonarnos «a chino», dadas sus siglas y diferentes cifras. Con esta guía pretendemos que el mundo de las analíticas sea más accesible para todos, sabiendo interpretar lo que a simple vista nos parece indescifrable, teniendo siempre en cuenta que el médico prescriptor es quien debe valorar los resultados. Intentaremos esclarecer qué significa cada uno de los parámetros que se analizan, cuáles son los niveles normales y cuáles indican que algo está alterado en nuestro organismo.

 ¡OJO!
La información sobre la analítica es solo para fines informativos y no debe ser utilizada como sustituto de un consejo médico profesional.

Los valores de referencia pueden variar ligeramente de un laboratorio a otro. Algunos laboratorios usan diferentes medidas o unidades.

La bibliografía utilizada en esta guía puedes encontrarla en la web del libro: www.analisisclinicos.guiaburros.es

# Hematología

La **hematología** es la especialidad médica que se ocupa del estudio, diagnóstico, tratamiento y prevención de las enfermedades de la sangre y los órganos que participan en su producción, como son la médula ósea, el bazo o los ganglios, entre otros.

Un análisis hematológico o hemograma completo es un examen de sangre que mide los glóbulos rojos (hematíes o eritrocitos), glóbulos blancos (leucocitos) y plaquetas (trombocitos).

Dentro de la hematología se puede incluir el grupo sanguíneo y Rh, y la velocidad de sedimentación globular.

> Es uno de los exámenes más prescritos por los médicos, ya que puede proporcionar una visión instantánea del estado de salud en general.

## Valores normales hemograma

| Serie roja | Hombre | Mujer |
|---|---|---|
| Hematíes (Hb) | 4,5-6,0 10E6/μL | 4,0-5,5 10E6/μL |
| Hemoglobina (Hb) | 13,5-17,5 g/dl | 12,0-16,0 g/dl |
| Hematocrito | 41-53 % | 36-46 % |
| VCM | | 80-100 fL |
| HCM | | 27-33 pg |
| CHCM | | 32-36 g/dl |

| Serie blanca | | |
|---|---|---|
| Leucocitos | 4-10 10E3/μL | |
| Neutrófilos | 1,8-7,5 10E3/μL | 42-73 % |
| Linfocitos | 1,3-3,5 10E3/μL | 16-45 % |
| Monocitos | 0,2-1 10E3/μL | 3-7 % |
| Eosinófilos | 0-0,5 10E3/μL | 0-5 % |
| Basófilos | 0-0,2 10E3/μL | 0-2 % |

| Plaquetas |
|---|
| 140-400 10E3/μL |

## Serie roja

### Hematíes, glóbulos rojos o eritrocitos

Son los elementos formes más numerosos en el torrente sanguíneo. Son las células de la sangre que se encargan de transportar el oxígeno a los órganos y tejidos.

Dentro de los hematíes se encuentra una proteína responsable del color rojo de la sangre, la hemoglobina.

Si los valores obtenidos en una analítica son elevados, hablamos de una policitemia. Esta puede deberse a enfermedades cardíacas, deshidratación, enfermedades respiratorias, etc. El tabaquismo produce una elevación de los hematíes, debido a la necesidad de dar más oxígeno al torrente sanguíneo.

Cuando los valores son bajos, generalmente se asocia con anemia, que puede estar producida por un sin fin de causas: hemorragia, embarazo, quimioterapia, intervenciones quirúrgicas, etc.

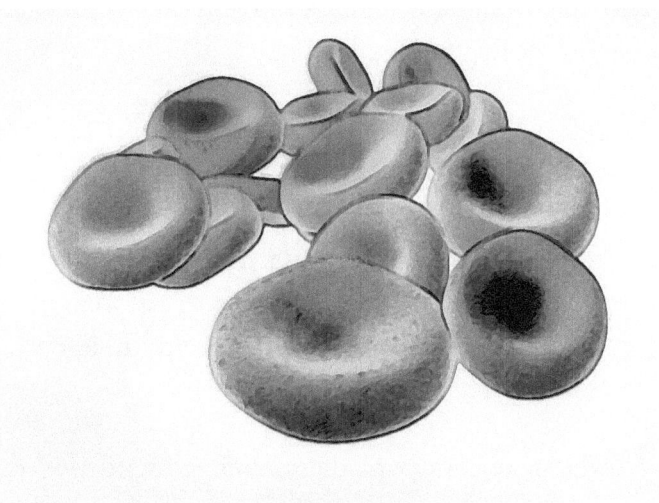

**Hematíes**

## Hemoglobina (Hb)

Es una proteína de los hematíes. Su función consiste en transportar oxígeno desde los alvéolos pulmonares a todos los tejidos, y en tomar el dióxido de carbono de estos y transportarlo de nuevo a los pulmones para expulsarlo.

Es la encargada de pigmentar las células y dar color a los hematíes.

Una Hb baja puede ser debida a anemia, desnutrición, etc. Durante la menstruación la Hb disminuye por la hemorragia.

La Hb alta, superior a 17,5 g/dL, puede tener su origen en la alta producción de hematíes debido a la falta de oxígeno en montaña o lugares muy elevados, problemas de corazón, policitemia, tabaco, etc.

## Hematocrito (Hto)

El hematocrito corresponde a la relación entre el volumen ocupado por los hematíes y el correspondiente a la sangre total, dependiendo principalmente de la concentración de hemoglobina.

Su análisis se realiza para diagnosticar trastornos de la sangre como la anemia (déficit de hematíes) o policitemia vera (hematíes aumentados).

Varía con la edad y el sexo, con ciertos procesos patológicos y con la altitud a que el individuo se encuentra.

| Recién nacido | 54±10 % |
|---|---|
| Niños hasta 10 años | 38±5 % |
| Mujer adulta | 42±5 % |
| Mujer embarazada | 39±5 % |
| Hombres | 45±5 % |

El Hto alto puede indicar insuficiencia cardíaca, deshidratación, mala oxigenación de la sangre, etc.

Un Hto por debajo de los valores normales puede estar producido por anemia, hemolisis (ruptura de los hematíes), hemorragia, determinados antibióticos, déficit de hierro, etc.

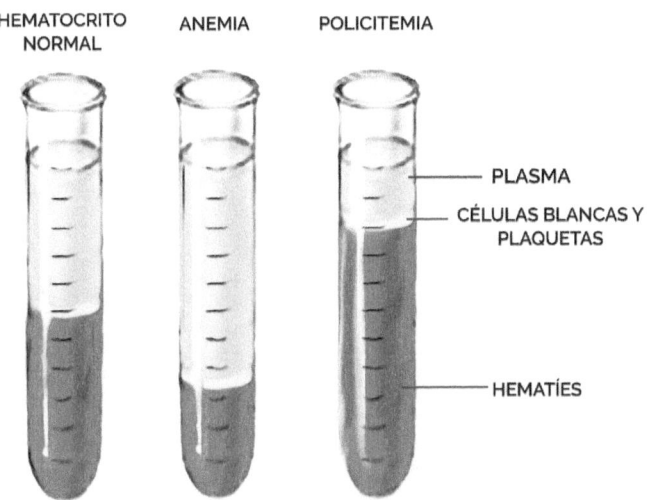

**Hematocrito**

## Reticulocitos

Los reticulocitos son hematíes relativamente inmaduros y de producción reciente. El recuento de reticulocitos determina el número y/o el porcentaje de reticulocitos en la sangre, y constituye un reflejo de la actividad o función reciente de la médula ósea.

Normalmente, en la sangre existe menos de un 2 % de reticulocitos. El recuento o porcentaje de reticulocitos es un buen indicador de la capacidad de producción de hematíes (eritropoyesis) por parte de la médula ósea.

Los hematíes sobreviven en la circulación sanguínea unos 120 días, y la médula ósea debe producir continuamente nuevos hematíes para ir sustituyendo a los que han envejecido o se han degradado o perdido por sangrados. Este mecanismo de sustitución de los hematíes perdidos o degradados asegura que se mantenga un número adecuado de hematíes en la sangre.

Otros parámetros que nos llaman la atención en una analítica son los índices secundarios. Son formulas que relacionan el hematocrito con el número de hematíes y la concentración de hemoglobina.

Son fundamentalmente tres:

— **VCM (Volumen corpuscular medio)**: Es el valor medio del volumen de cada hematíe, es decir, el tamaño promedio de los glóbulos rojos.

$$VCM = \frac{Hto}{Hematíes}$$

Si el VCM está bajo, esto indica que el hematíe es más pequeño de lo normal, generalmente debido a anemia. La talasemia es una enfermedad congénita que produce siempre microcitosis (hematíes pequeños).

Cuando el VCM está elevado, hablamos de macrocitosis (hematíes grandes), debida normalmente a déficit de vitamina B-12 y/o ácido fólico.

— **HCM (Hemoglobina corpuscular media)**: Expresa el valor medio del contenido de hemoglobina que existe en cada hematíe.

$$HCM = \frac{Hb}{Hematíes}$$

Cuando el HCM esta bajo nos indica una hipocromía (poco color) normalmente debida a niveles bajos de hierro.

Si el HCM está elevado hablamos de hipercromia (mucho color), que puede aparecer en niveles bajos de ácido fólico y/o vitamina B-12.

— **CHCM (Concentración corpuscular media de hemoglobina)**

Es la concentración de hemoglobina en un volumen determinado de hematíes. Se calcula a partir de la concentración de hemoglobina por litro de sangre y del hematocrito.

$$\text{Hb en 1 dL de hematíes (CHCM)} = \frac{\text{Hb g/L}}{\text{Hto L/L}}$$

Si la CHCM está disminuida, esto indica anemias por escasa presencia de hierro, déficit de vitamina B-12, perdidas abundantes de sangre, etc.

Cuando la CHCM está elevada, esto indica que la hemoglobina está densamente concentrada en los hematíes, por ejemplo en el caso de las anemias hemolíticas (rotura de hematíes).

## Serie blanca

Los leucocitos, también llamados glóbulos blancos, son un conjunto de células con diferentes funciones relacionadas con la defensa del organismo, frente a diversas sustancias o agentes patógenos para proteger de las infecciones.

Existen cinco tipos de leucocitos. Con la fórmula leucocitaria se mide la cantidad de cada tipo de glóbulos blancos que hay en el torrente sanguíneo.

**1. Neutrófilos** (60-65 % del total de leucocitos).
Son los mas numerosos. Son los encargados de ir al lugar de una infección y liberar enzimas para combatir las bacterias o virus invasores.

**2. Linfocitos** (20-40 % del total)

Existen dos tipos: Linfocitos B, que combaten las bacterias, toxinas o virus invasores.

Linfocitos T, que atacan y destruyen las células propias infectadas por virus o agentes patógenos.

**3. Monocitos** (2-10 % del total)

Eliminan sustancias extrañas, células muertas y estimulan la respuesta inmunitaria.

La enfermedad más conocida en la cual existe monocitosis (aumento de monocitos) es la mononucleosis infecciosa, también denominada «enfermedad del beso» por su forma de transmisión.

**4. Eosinófilos** (1-3 % del total)

Combaten infecciones, inflamación y reacciones alérgicas. Defienden el organismo contra parásitos y bacterias.

**5. Basófilos** (< 1 % del total)

Son los menos numerosos. Liberan enzimas para ayudar a controlar reacciones alérgicas y ataques de asma.

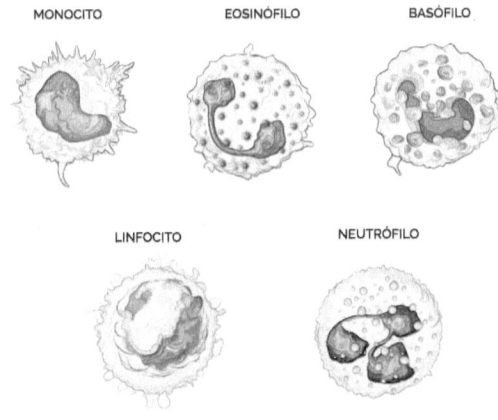

## Plaquetas

Las plaquetas, también llamadas trombocitos, son pequeñas células que circulan en la sangre. Participan en la formación de coágulos y en la reparación de vasos sanguíneos dañados.

El déficit o falta de plaquetas se denomina trombocitopenia, y tiene como consecuencia la tendencia a hemorragia y/o hematomas.

La trombocitosis es una elevación de la cifra de plaquetas.

Existe un fenómeno denominado pseudotrombopenia, que se produce debido a la formación de agregados de plaquetas por el anticoagulante utilizado en los tubos de extracción. Este fenómeno se ha descrito tanto en pacientes sanos como enfermos.

## VSG (Velocidad de sedimentación globular)

Es una medida de la velocidad de caída (sedimentación) de los hematíes de la sangre en un tubo largo y estrecho.

Es un marcador inespecífico de inflamación y se puede alterar por otras circunstancias, por lo cual los resultados deben interpretarse junto a los hallazgos clínicos.

Puede estar aumentada en anemias, infecciones, embarazo, ancianos, artritis, etc.

## Grupo sanguíneo y RH

La sangre de distintas personas tiene características que las diferencian entre sí. Esto se debe a unos antígenos. Estos antígenos son unas proteínas que se hallan en la superficie de los hematíes.

Hay dos tipos de antígenos: A y B. Cada persona tiene un antígeno heredado de cada progenitor (uno del padre y otro de la madre). Según estén o no estos antígenos se habla de cuatro tipos sanguíneos: A, B, AB y O.

Además, en la sangre de cada persona puede haber anticuerpos contra el grupo sanguíneo que no está presente en sus hematíes. Estos anticuerpos están presentes desde el embarazo, y van a condicionar la compatibilidad a la hora de poder recibir sangre de otra persona.

El factor Rh es otro grupo de antígenos que hay en los hematíes. Hay seis antígenos distintos. De ellos, el más importante es el D. Si el antígeno D está presente, se dice que esa persona es Rh positivo, y si no lo está será Rh negativo.

Si una persona es Rh negativo y se le administra sangre Rh positivo, puede desarrollar anticuerpos anti-Rh. Este contacto con sangre Rh positivo se puede producir también durante el embarazo en madres que son Rh negativo con hijos Rh positivo. Es importante, porque el factor Rh también condiciona la compatibilidad a la hora de recibir una transfusión de sangre.

Es muy importante que cada persona sepa cuál es su grupo sanguíneo y su factor Rh. Este grupo condicionará la administración de sangre en caso de hacer falta (intervención quirúrgica, accidentes, enfermedades hematológicas, etc.). Si entran en contacto sangres de distinto grupo se pueden producir reacciones graves, e incluso pueden causar la muerte del paciente. Los anticuerpos que tenga en la sangre una persona, reconocen los antígenos de la sangre de otros grupos y pueden dar lugar a la rotura de esos hematíes. Debido a ello se pueden alterar distintos órganos (riñón, hígado, bazo, etc.). También podría causar problemas circulatorios graves (falta de riego sanguíneo y oxigenación de los tejidos) que pongan en riesgo la vida del paciente.

Para la determinación del grupo sanguíneo, la sangre extraída se mezclará con sueros que contienen anticuerpos anti-A y/o anti-B. Según la reacción que se produzca (aglutinación o no de los hematíes) se sabrá el grupo sanguíneo que le corresponde a esa sangre. Una reacción semejante se precisa para determinar también el factor Rh.

| Grupo | A quién puede donar | De quién puede recibir |
|---|---|---|
| A+ | Puede donar a A+ y AB+ | Puede recibir de A± y O± |
| A- | Puede donar a A± y AB± | Puede recibir de A- y O- |
| B+ | Puede donar a B+ y AB+ | Puede recibir de B± y O± |
| B- | Puede donar a B± y AB± | Puede recibir de B- y O- |
| AB+ | Puede donar a AB+ | **Receptor universal** |
| AB- | Puede donar a AB± | Puede recibir de A-, B-, AB- y O- |
| O+ | Puede donar a A+, B+, AB+ y O+ | Puede recibir de O± |
| O- | **Donante universal** | Puede recibir de O- |

# Bioquímica

La bioquímica sanguínea se realiza para medir la cantidad de ciertas sustancias químicas presentes en la sangre, incluyendo electrolitos (sodio, potasio, cloro), grasas, proteínas, glucosa y enzimas.

Esta analítica proporciona información importante sobre si los riñones, hígado, y otros órganos funcionan bien.

Los parámetros bioquímicos representan la concentración de determinadas sustancias químicas que se encuentran en la sangre en el momento del análisis, y su determinación sirve al médico para diferentes situaciones:

— Para confirmar la sospecha diagnóstica en un paciente con síntomas.
— Para controlar la respuesta de estos parámetros alterados al tratamiento.
— Para el diagnóstico precoz en personas que no presentan síntomas, pero que pueden tener algún factor de riesgo para diferentes enfermedades.

Con el fin de valorar la función hepática se suelen solicitar las transaminasas (GOT y GPT), las fosfatasas alcalinas (FA) la gammaglutamiltranspeptidasa (GGT) y la bilirrubina.

Para diagnosticar una diabetes se solicitan la glucemia, la hemoglobina glicosilada (HbA1c).

Para el seguimiento de la hipertensión se solicitan la glucemia, la creatinina, el colesterol total, el HDL y el LDL, el sodio, el potasio y el ácido úrico.

Para valorar las grasas se solicitan colesterol y triglicéridos.

La velocidad de sedimentación globular (VSG), la proteína C reactiva (PCR), la positividad del factor reumatoide (FR) y los niveles de ácido úrico informan de la presencia de inflamación en una enfermedad reumática.

La función renal se estudia mediante los valores de urea, creatinina y filtrado glomerular.

## Glucosa

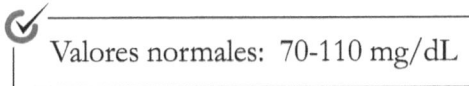
Valores normales: 70-110 mg/dL

La glucosa es un azúcar que se encuentra en muchos alimentos; es una fuente fundamental de energía.

Su análisis determina la cantidad de azúcar presente en la sangre y ayuda a diagnosticar una diabetes o intolerancia a la glucosa.

Los niveles de glucosa varían a lo largo del día, oscilando entre concentraciones de 70-145 mg/dL. Por la mañana en ayunas son más bajos, y se elevan después de cada comida (glucemia postprandial), volviendo a bajar dos horas más tarde.

## Curva de glucosa

Esta prueba trata de medir la capacidad de nuestro organismo para metabolizar la glucosa, que es nuestra principal fuente de energía. La curva de glucosa puede servirnos para diagnosticar intolerancia a la glucosa o incluso diabetes, aunque sin duda el mayor número de pruebas se realizan para el diagnóstico de diabetes gestacional, que se hace a todas las embarazas.

## Prueba de sobrecarga oral de glucosa

En primer lugar se extrae una primera muestra de sangre. Esta será la glucemia basal o glucemia en ayunas, valor que se utilizará posteriormente para comparar con los valores de glucemia posteriores.

Después se le dará a beber una bebida azucarada que contiene una determinada cantidad de glucosa. Para el test estándar la cantidad utilizada es de 75 g o de 100 g en caso de embarazo. Después se obtendrán muestras de sangre 1, 2 y 3 horas después.

## Test de *screening*

Se realiza a las mujeres embarazadas. Se administran 50 g de glucosa y se extrae sangre a la hora. El resultado tiene que ser inferior a 140 mg/dl.

Si los valores están entre 140-180 entonces se recomienda hacer una prueba de sobrecarga oral de glucosa completa.

### Sobrecarga oral de glucosa para sospecha de diabetes gestacional

| Se administran 100g de glucosa: | |
|---|---|
| Ayunas | <95 mg/dL |
| 1 hora | <180 mg/dL |
| 2 horas | <155 mg/dL |
| 3 horas | <140 mg/dL |

### Sobrecarga oral de glucosa en pacientes con prediabetes o pacientes con glucemia basal alterada

A las 2 horas tiene que ser inferior a 140 mg/dl.

Si el valor esta entre 140 y 199 mg/dL entonces se habla de intolerancia a la glucosa, y si sobrepasa o llega a 200 hablamos ya de diabetes franca.

## Hemoglobina glicosilada (HbA1c)

Mide el nivel promedio de glucosa durante los últimos tres meses. Los médicos pueden usar la prueba HbA1c sola o en combinación con otras pruebas de diabetes, para hacer un diagnóstico. También utilizan la HbA1c para ver lo bien que se está manejando su diabetes. Esta prueba es diferente a los controles de azúcar en la sangre que las personas con diabetes se hacen todos los días.

El resultado de la prueba HbA1c se informa en porcentajes. Cuanto más alto sea el porcentaje, mayor será su nivel de azúcar en la sangre:

— Un nivel de HbA1c normal es menor al 5,7 %.
— La prediabetes se ubica entre 5,7 a 6,4 %.
— La diabetes tipo 2 se ubica por encima del 6,5 %.

> ⓘ Estos resultados son orientativos. Dependiendo del tipo de diabetes que se padezca, considerando además las circunstancias personales de cada paciente, pueden variar ligeramente.

## Urea

✓ Valores normales: 10-50 mg/dL

Sustancia orgánica tóxica, resultante de la degradación de sustancias nitrogenadas en el organismo, que se expulsa a través de la orina y del sudor.

La urea es el producto final de la degradación de las proteínas.

Su determinación permite comprobar el correcto funcionamiento de los riñones, así como el estado de deshidratación de una persona.

## Ácido úrico

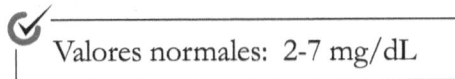

Valores normales: 2-7 mg/dL

Es un producto de desecho que resulta tras el metabolismo del nitrógeno en el cuerpo humano, y que se elimina sobre todo por la orina.

El aumento de ácido úrico indica que los riñones no han sido capaces de eliminar lo innecesario de la sustancia, y su elevación es una protección a las articulaciones y el sistema sanguíneo.

Uno de los problemas mas graves de la hiperuricemia (ácido úrico elevado) es un ataque de gota tipo artritis.

## Creatinina

> ✓ Valores normales: 0,17-1,2 mg/dL

Es un compuesto que se obtiene de la degradación de creatina, uno de los nutrientes más útiles para los músculos. Es el método más simple para comprobar el correcto funcionamiento del riñón.

El aumento de creatinina es causado por deshidratación, alteraciones del riñón, de las vías urinarias, y en estadios iniciales de enfermedades musculares (distrofias).

Los niveles bajos se observan en pacientes con baja masa muscular.

## Colesterol

> ✓ Valores normales: 0-200 mg/dL

El colesterol es un tipo de grasa que tenemos en todas las células. Se produce en el hígado de forma natural y es necesario para la formación de las células.

Si existe demasiado colesterol en sangre se eleva el riesgo de sufrir una enfermedad coronaria.

Cuando la cifra de colesterol está elevada se realizan dos tipos:

# Triglicéridos

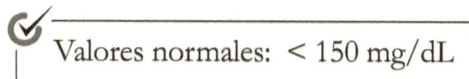
Valores normales: < 150 mg/dL

Son un tipo de grasa, lípidos. Las grasas son depósitos de las **calorías** adicionales que el cuerpo obtiene al comer, ya que **el cuerpo utiliza las calorías necesarias y el resto las almacena en forma de grasas.**

Los triglicéridos pasan a la sangre desde los órganos, hígado e intestino, siendo transportados por unas **proteínas denominadas** lipoproteínas, encargadas de trasladar el colesterol y otras sustancias grasas a través de la sangre.

Un nivel alto de triglicéridos puede contribuir al endurecimiento de las arterias o el engrosamiento de las paredes arteriales, lo que aumenta el riesgo de sufrir un accidente cardiovascular.

El índice elevado de triglicéridos está también asociado a la diabetes tipo 2 o prediabetes.

> *i* Para reducir sus niveles lo más adecuado es un estilo de vida saludable, hacer ejercicio regular, reducir la ingesta de calorías, limitar la cantidad de alcohol, etc.

## LDL (Lipoproteina de baja densidad)

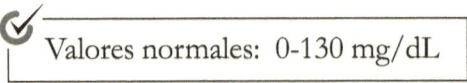
Valores normales: 0-130 mg/dL

Es el llamado llamado *colesterol malo*. Viaja desde el hígado hasta los órganos para reparar las membranas de las células, y por el camino va dejando pequeños depósitos de colesterol en las paredes arteriales.

Cuanto más alto tengamos el LDL, más posibilidades existen de que aumenten los depósitos en las arterias, llegando incluso a obstruirlas.

## HDL (Lipoproteina de alta densidad)

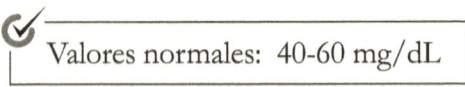
Valores normales: 40-60 mg/dL

Es el llamado *colesterol bueno*. Viaja desde los órganos hasta el hígado, recogiendo el LDL sobrante que ha quedado en las arterias, ayudando a mantenerlas en buen estado.

## Perfil hepático

Son las denominadas enzimas hepáticas. En una analítica se solicitan para evaluar el funcionamiento del hígado.

### Transaminasas

#### GOT (AST)

✓ Valores normales: 5-32 U/L

Es una enzima que se encuentra en gran concentración en el corazón, hígado y músculos. Cuando existe una lesión en estos órganos la enzima es liberada a la sangre y aparece elevada en la analítica.

#### GPT (ALT)

✓ Valores normales: 7-33 U/L

Enzima que se encuentra en grandes cantidades en el hígado y en menor medida en riñón, corazón y músculos.

Es una transaminasa más específicamente hepática, por lo que aparece más elevada en enfermedades del hígado.

## GGT (Gamma glutamil transpeptidasa)

> Valores normales: **H:** 8-38 U/L
> **M:** 5-27 U/L

Enzima de origen hepático; la mayor parte se encuentra a nivel del hígado y vías biliares.

Es la transaminasa más sensible a los problemas hepáticos derivados de la ingesta de alcohol.

## Bilirrubina

> Valores normales: **Indirecta (no conjugada) 0,1-1,5 mg/dL**
> **Directa** (conjugada) 0-0,32 mg/dL
> **Total:** 0,1 - 1,1 mg/dL

La bilirrubina es un pigmento amarillo que se encuentra en la bilis y que resulta de la degradación de la hemoglobina de los hematíes. Esta degradación se produce en el bazo, para más tarde ser excretada como bilis a través del intestino.

Cuando se interrumpe este proceso, el exceso de bilirrubina mancha de amarillo otros tejidos corporales. Los tejidos grasos como la piel, el tejido del ojo y los vasos sanguíneos son los más fácilmente afectados.

Los niveles más altos de bilirrubina están relacionados con un amplio abanico de enfermedades y problemas, entre las que estarían la ictericia relacionada con hepatitis y cirrosis, la anemia, etc.

La ictericia es habitual en bebés. Un nivel muy alto en bebés puede provocar daños permanentes. Se debe a la inmadurez del hígado, que no es capaz de procesar bien la bilirrubina. Generalmente se resuelve de manera espontánea.

Existen dos tipos de bilirrubina en la sangre:

- **No conjugada** (indirecta): la bilirrubina es insoluble en agua. Esta es la bilirrubina antes de pasar por el hígado.
- **Conjugada** (directa): la bilirrubina ha sido convertida en bilirrubina soluble en el hígado. A continuación va a la bilis para ser almacenada en la vesícula biliar o enviada al intestino.

Los análisis de sangre rutinarios miden la bilirrubina total, suma de directa e indirecta.

## Fosfatasa alcalina

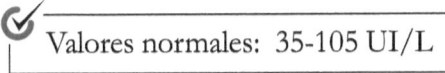

Valores normales: 35-105 UI/L

La fosfatasa alcalina (FA) es una enzima presente en varios tejidos del organismo como hígado, hueso, riñón, intestino y placenta de las mujeres embarazadas. No obstante, sus concentraciones más elevadas se observan en células óseas y hepáticas. Esta prueba mide la cantidad de fosfatasa alcalina en sangre.

Los niveles elevados de fosfatasa alcalina pueden indicar daño en el hígado o enfermedades de los huesos.

Los valores normales varían sobre todo en niños, debido al crecimiento óseo.

| | |
|---|---|
| Niños menores de 2 años | 85-235 UI/L |
| Niños de 2-8 años | 65-120 UI/L |
| Niños de 2-15 años | 60-300 UI/L |
| Adolescentes | 30-200 UI/L |

## Amilasa

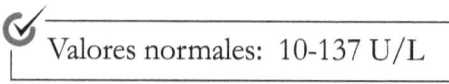

Valores normales: 10-137 U/L

Es una enzima que ayuda a digerir los hidratos de carbono. Se produce en el páncreas y en menor cantidad en las glándulas salivares.

Cuando el páncreas está dañado o inflamado se libera amilasa en sangre, lo que produce un aumento de su nivel en la analítica.

Su determinación se realiza principalmente para diagnosticar problemas en el páncreas, como la pancreatitis, problemas en las vías biliares, etc

## Electrolitos

Son minerales presentes en la sangre y en otros líquidos corporales, que llevan una carga eléctrica. Los electrolitos afectan cómo funciona su cuerpo en muchas maneras, incluso:

— La cantidad de agua en el cuerpo.
— La acidez de la sangre (el pH).
— La actividad muscular.

Se pierden electrolitos cuando sudamos, debiendo reponerlos tomando líquidos que los contengan. El agua no contiene electrolitos.

Los electrolitos comunes incluyen: sodio, potasio, cloro, calcio y fósforo.

### Sodio (Na)

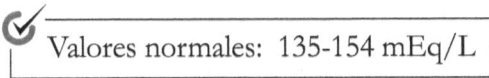
Valores normales: 135-154 mEq/L

El sodio es una sustancia que el cuerpo necesita para funcionar apropiadamente. El sodio se encuentra en la mayoría de los alimentos. La forma más común de sodio es el cloruro de sodio, que es la sal de mesa.

El nivel de sodio en la sangre representa un equilibrio entre el sodio y el agua en los alimentos y las bebidas que se consumen, y la cantidad en la orina eliminada. Una pequeña cantidad se pierde a través de las heces y el sudor.

Los valores elevados de sodio (hipernatriemia) son debidos a diarrea, quemaduras, uso de diuréticos, diabetes insípida, demasiada sal en la dieta, laxantes, corticoides, etc.

Niveles por debajo de la normalidad (hiponatriemia) indican pérdida de líquidos por vómitos o diarrea, uso de diuréticos, insuficiencia cardíaca, retención de líquidos, etc.

## Potasio (K)

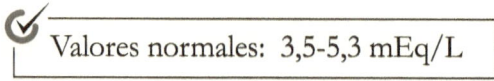

Valores normales: 3,5-5,3 mEq/L

Ayuda al correcto funcionamiento de los nervios y a la contracción de los músculos. También permite que los nutrientes fluyan a las células y expulsen los desechos de estas.

Se obtiene por la dieta en verduras de hoja verde, frutos como uvas, moras, naranjas y plátanos; también se encuentra en zanahorias y patatas.

El cuerpo regula los niveles de potasio en sangre movilizándolo hacia el interior o hacia el exterior de las células. Cuando hay una degradación o una destrucción de las células, el potasio sale de la célula hacia el torrente sanguíneo, y su excreción exagerada causa hipokalemia. El exceso de insulina, especialmente si es diabético, puede causar un movimiento de potasio hacia las células, y los niveles en sangre bajan (hipokalemia).

El potasio es excretado por los riñones. Ciertos medicamentos o condiciones pueden hacer que los riñones excreten potasio en exceso. Esta es la causa más común de hipokalemia.

La hiperkalemia (potasio elevado) es, de forma habitual, generada por una disminución de la excreción renal de potasio o un movimiento anormal del potasio fuera de las células. En general hay varios factores contribuyentes, como el aumento de la ingesta de potasio, el consumo de fármacos que comprometen la excreción renal de potasio y la lesión renal aguda o la nefropatía crónica. También tiene lugar en pacientes con acidosis metabólica.

## Cloro (Cl)

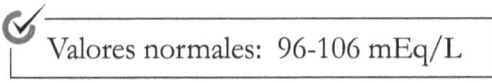

Valores normales: 96-106 mEq/L

Como ocurre con el sodio y el potasio, es un electrólito que ayuda a controlar la cantidad de líquidos y el equilibrio ácido-base en el cuerpo.

Un nivel elevado nos indica deshidratación (vómitos o diarrea), enfermedad renal, etc.

Su disminución puede ser debida a vómitos, insuficiencia cardíaca o pulmonar, etc.

## Calcio (Ca)

✓ Valores normales: **Adultos:** 8,5-2-10,2 mg/dL
**Niños:** 8,5-11,0 mg/dL

Todas las células necesitan calcio para trabajar. El calcio ayuda a desarrollar huesos y dientes fuertes. Es importante para la función cardíaca y ayuda con la contracción muscular, las señales nerviosas y la coagulación sanguínea. El 99 % del calcio se almacena en los huesos.

La hipercalcemia (calcio elevado) se debe principalmente a enfermedades de los huesos, problemas de tiroides, consumo excesivo de calcio (leche) y/o vitamina D (sustancia esencial para el metabolismo del calcio y la mineralización del hueso).

La hipocalcemia (calcio bajo) puede estar producida por déficit de vitamina D, pancreatitis, enfermedad renal o de tiroides, etc.

## Fósforo (P)

✓ Valores normales: **Adultos:** 2,8-4,5 mg/dL
**Niños:** 4,0-7,0 mg/dL

Es un mineral que el organismo necesita para desarrollar huesos y dientes fuertes. También es importante para las señales nerviosas y la contracción muscular. Es eliminado por el riñón.

La hiperfosfatemia (fósforo elevado) se produce por la incapacidad del riñón para eliminarlo, ejercicio prolongado, vitamina D elevada, etc.

La hipofosfatemia (fósforo disminuido) aparece en déficit de vitamina D, daño renal, uso excesivo de diuréticos, etc.

## LDH (Lactato deshidrogenasa)

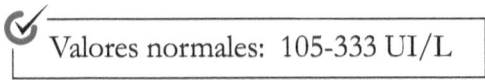

Valores normales: 105-333 UI/L

Es una enzima que se encuentra prácticamente en todos los tejidos del cuerpo humano. Desempeña un papel importante en la respiración celular —el proceso en el cual la glucosa –(azúcar) proveniente de los alimentos se convierte en energía que puede ser utilizada por las células.

Su determinación se utiliza para detectar si hay lesiones en el tejido. Sus niveles pueden aumentar en cardiopatías, enfermedades hematológicas, enfermedades hepáticas, neumonía, insuficiencia renal aguda, y también con el ejercicio muscular violento.

## CPK (Creatin fosfoquinasa)

> Valores normales: **H**: 32-294 UI/L
> **M**: 33-211 UI/L

Enzima localizada principalmente en corazón, cerebro y músculo esquelético.

Es una determinación muy específica. A menudo, si existe un nivel muy alto en la analítica, significa que ha habido lesión o estrés en el corazón (ataque cardíaco).

Por su ubicación en el organismo, se divide en tres tipos, llamadas isoenzimas.

— **CPK1 o CPK-BB. Pulmones y cerebro.** La CPK-BB aparece elevada si hay daño en el tejido cerebral o en caso de infarto pulmonar por un embolismo.

— **CPK2 o CPK-MB. Músculo cardíaco** (utilizándose como marcador de infarto). La CPK-MB se eleva desde las 3 a 6 horas y vuelve a la normalidad a las 12 a 48 horas, tras un infarto de miocardio. Por ello se realizan mediciones secuenciales para ver la evolución.

La CPK-MB no suele aparecer elevada si el dolor torácico es por una angor (angina de pecho), un embolismo pulmonar o por una insuficiencia cardíaca congestiva.

— **CPK3 o CPK-MM. Tejido muscular.** La CPK-MM es la isoenzima más abundante en la medida total de la CPK en personas sanas. Si se eleva se debe a lesiones del músculo esquelético o por un ejercicio físico muy intenso.

## Proteínas totales

> ✓ Valores normales: 6,0-8,3 g/dL

El examen de proteína total mide la cantidad total de dos clases de proteínas encontradas en la porción líquida de la sangre: albúmina y globulina.

Las proteínas son partes importantes de todas las células y tejidos.

La albúmina ayuda a impedir que se escape líquido fuera de los vasos sanguíneos.

Las globulinas son una parte importante del sistema inmunitario.

La albúmina se mide principalmente como indicativo de posibles **problemas en el hígado o en los riñones**, para diagnosticar **déficits nutricionales** o para investigar las causas de **edemas (hinchazón)**, incluyendo edema pulmonar.

Si los valores de globulinas totales se salen fueran de los rangos normales, se suelen determinar las diferentes fracciones de globulinas por separado. La concentración exacta de cada tipo de globulinas ofrece información de diagnóstico relevante sobre diversas enfermedades, entre ellas **infecciones, trastornos del sistema inmunitario, enfermedades inflamatorias crónicas y algunos tipos de cáncer.**

## Hierro (Fe)

> ✓ Valores normales:  H: 60-170 mg/dL
> M: 40-150 mg/dL

El hierro es un elemento indispensable proporcionado principalmente por la dieta, y absorbido y transportado por la transferrina (proteína producida en el hígado).

El hierro no absorbido se almacena en forma de **ferritina**.

La ferritina es una proteína que almacena el hierro en las células. El hierro es necesario para la producción de glóbulos rojos sanos. Los glóbulos rojos transportan oxígeno desde los pulmones al resto del cuerpo. El hierro también es importante para la salud de los músculos y el funcionamiento de la médula ósea y los órganos.

La determinación de ferritina permite al médico valorar la cantidad de hierro almacenado en el organismo.

> ✓ Valores normales    H: 12-300 mg/dL
> de ferritina:    M: 12-150 mg/dL

> ⓘ Los niveles en mujeres son más bajos debido a la menstruación (por pérdida), y en el embarazo (por hiperconsumo).

# Coagulación

El proceso de varias etapas de formación de coágulos sanguíneos para detener la hemorragia se llama coagulación. Cuando toda la cascada de coagulación funciona correctamente, la sangre se acumula firme en el lugar de la herida y la hemorragia se detiene. Las personas con un trastorno hemorrágico, sin embargo, no forman coágulos fuertes de manera rápida o no los forman en absoluto.

La cascada de coagulación es un proceso químico complejo que utiliza hasta diez proteínas diferentes (llamadas factores de coagulación sanguínea o factores de coagulación) que se encuentran en el plasma de la sangre. Dicho de manera simple, el proceso de coagulación hace que la sangre pase de su estado líquido al sólido en el lugar de la herida.

El control analítico de coagulación permite detectar las alteraciones en nuestra sangre que pueden desencadenar en trombos o hemorragias.

> *i* Tiene especial interés para pacientes que van a ser intervenidos quirúrgicamente, y también en aquellos que tienen alteraciones que requieren tratamiento anticoagulante.

Existen dos tipos de vías por las que desencadena el proceso de la coagulación:

— **Vía extrínseca**: requiere para su inicio la entrada en la circulación sanguínea de factores ajenos a la sangre.
— **Vía intrínseca**: sirve como mecanismo de amplificación y seguridad en el proceso de coagulación. Se desencadena cuando la sangre entra en contacto con una superficie extraña.

## Tiempo de protrombina (TP) e INR

La determinación del tiempo de protrombina tiene como fin la medición de la vía extrínseca de la coagulación.

El tiempo de protombina (TP) es un examen de sangre que mide el tiempo que tarda la porción líquida de la sangre (plasma) en coagularse.

El TP se mide en segundos. La mayoría de las veces, los resultados se dan como lo que se llama índice internacional normalizado (INR).

Cuando no se está tomando anticoagulantes, como Sintrom®, el rango normal para los resultados de TP es:

**11 a 13.5 segundos**

**INR de 0.8 a 1.1**

En el caso de tomar Sintrom® para prevenir coágulos de sangre, se optará por mantener el INR entre 2.0 y 3.0.

## Tiempo parcial de tromboplastina (TPT)

El tiempo parcial de tromboplastina (TPT) es una prueba para evaluar el tiempo que tarda la sangre en coagularse. Puede ayudar a establecer si una persona tiene problemas de sangrado o de coagulación.

Cuando se sangra, se desencadenan una serie de acciones en las que participan muchas proteínas diferentes (factores de coagulación) que ayudan a la coagulación de la sangre. Esto se conoce como cascada de coagulación. El examen de TPT examina algunas de las proteínas o factores que intervienen en este proceso y mide su capacidad para ayudar a coagular la sangre.

El examen también se puede utilizar para vigilar pacientes que estén administrándose heparina, un anticoagulante.

Esta prueba generalmente se hace junto con otras, como un examen de tiempo de protrombina.

La coagulación debe ocurrir entre 25 a 35 segundos. Si la persona está tomando anticoagulantes, la coagulación tarda hasta 2 ½ veces más.

## Fibrinogeno

✓ Valores normales: 200-400 mg/dL

El fibrinógeno es una proteína producida en el hígado, que se transforma en fibrina al producirse una herida, ayudando esta a la formación de coágulos para detener la hemorragia.

La fibrina es la proteína principal en los coágulos de sangre que detienen el sangrado y sanan las heridas.

Si está elevado puede aumentar el riesgo de alteraciones cardiovasculares.

## Antitrombina III

✓ Valores normales: 70-130%

La antitrombina III (AT III) es una proteína que ayuda a controlar la coagulación de la sangre.

Ayuda al cuerpo a mantener un equilibrio saludable entre sangrado y coagulación. La deficiencia congénita de antitrombina III es una enfermedad hereditaria. Se presenta cuando una persona recibe una copia anormal de un gen de uno de los padres con la enfermedad.

El gen anormal lleva a que se presente un nivel bajo de la proteína antitrombina III. Este nivel bajo puede provocar coágulos sanguíneos anormales (trombos) que pueden causar daño a órganos.

## Dímero D

Es un compuesto proteico que se se produce en el momento que un coágulo de sangre se disuelve en el cuerpo. Suele ser indetectable a menos que el organismo esté pasando por un proceso de formación y disolución de coágulos.

Su determinación tiene mucha importancia en situaciones de urgencia para predecir la probabilidad de que exista un coágulo de sangre (trombosis), trombosis venosa profunda y/o embolia pulmonar.

No es posible indicar un intervalo de referencia estándar. Los valores normales dependen de la edad, sexo y el método utilizado, teniendo diferentes interpretaciones en cada laboratorio.

# Orina

Es un fluido orgánico estéril hasta el momento de la micción, en que se contamina.

Es secretada por los riñones y enviada al exterior por el aparato urinario. La orina puede servir para determinar la presencia de algunas enfermedades.

El análisis de orina a menudo se realiza para diagnosticar si hay una infección de las vías urinarias, problemas del riñón o diabetes. También puede realizarse durante un chequeo médico, en un ingreso en hospital, antes de una cirugía o si la mujer está embarazada.

## Analítica básica de orina

Se utiliza el método llamado de tira reactiva.

Consiste en una tira de papel impregnada de reactivos químicos, que se introduce en la orina y sirve como prueba preliminar en la determinación de diferentes parámetros.

## pH

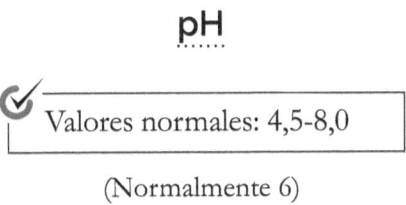

(Normalmente 6)

El pH nos indica la acidez de la orina. Algunos medicamentos y la dieta pueden producir alteraciones de este parámetro.

## Densidad

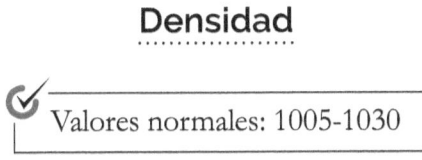

Permite conocer el estado de hidratación del organismo.

## Glóbulos blancos o leucocitos

Normalmente no suelen aparecer en orina. Cuando son positivos indican una posible infección urinaria.

## Glóbulos rojos o hematíes

Cuando aparecen en la orina indican la existencia de un sangrado en alguna zona de las vías urinarias, normalmente producido por la presencia de un cálculo renal, una infección u otros motivos.

## Proteínas o albúmina

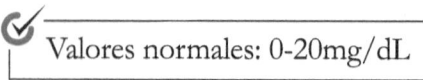
Valores normales: 0-20mg/dL

Aparecen positivas en cantidad elevada (proteinuria) cuando hay un problema renal.

La prueba de rutina con tira reactiva puede no detectar las proteínas, por lo que será necesario analizar una muestra de orina de 24 horas.

Una prueba de microalbúmina en la orina se puede llevar a cabo para detectar pequeñas cantidades de albúmina en la orina que pueden no detectarse con la tira reactiva.

## Glucosa

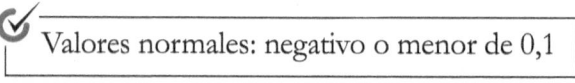
Valores normales: negativo o menor de 0,1

La aparición de glucosa en orina se denomina glucosuria

## Nitritos

La orina contiene unas sustancias químicas llamadas nitratos. Cuando hay una bacteria en el aparato urinario, por la acción de esta se convierten en nitritos.

Los nitritos positivos indican una posible infección urinaria.

No siempre los nitritos son positivos cuando hay infección, ya que hay microorganismos que no tienen la capacidad de convertir los nitratos en nitritos.

### Bilirrubina

> ✓ Valores normales: negativo

Cuando los niveles de bilirrubina en sangre son excesivamente altos, puede ser excretada por los riñones.

Aparece positiva en enfermedades biliares, cirrosis, hepatitis, cálculos de las vías biliares, etc.

### Urobilinógeno

> ✓ Valores normales: 0,1-1,0 mg/dL

Se forma por la reducción de la bilirrubina.

Cuando aparece aumentado en orina es por la destrucción de hemoglobina, por hepatitis, cirrosis, etc.

# Sedimento urinario
# Examen microscópico

El sedimento de orina se realiza al microscopio, después de someter a una muestra de 10-15 mL a una centrifugación (separación de sólidos y líquidos de diferente densidad, por giro rotatorio a gran velocidad en una centrifugadora).

La observación al microscopio se hace sobre la parte más sólida, el sedimento.

## Células

### Hematíes o glóbulos rojos

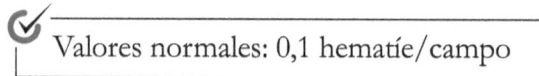
Valores normales: 0,1 hematíe/campo

(Referido al campo visual observado al microscopio)

Un nivel aumentado se denomina hematuria.

Indican una gran variedad de enfermedades renales: cistitis, prostatitis, cálculos renales, etc.

### Leucocitos o glóbulos blancos

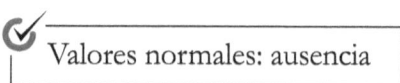
Valores normales: ausencia

La aparición de leucocitos en orina se llama leucocituria o piuria.

Su detección indica, en la mayoría de los casos, infección bacteriana del tracto urinario.

## Células epiteliales

Normalmente se encuentran en condiciones normales en el tracto urinario.

Se informan como escasas células, abundantes células o muchas células, dependiendo de su cantidad.

Suelen ser indicativas de infección urinaria.

## Cristales

La orina contiene sustancias disueltas en partículas. A veces precipitan y forman cristales más grandes que pueden observarse al microscopio.

A veces aparecen de forma natural, otras señalan alteraciones del riñón.

Los más frecuentes son:

### Ácido úrico

Cuando el ácido úrico está muy elevado en sangre aparecen en el sedimento de orina.

### Cistina

Se forman cálculos en el riñón, produciendo cristales de cistina, normalmente por una enfermedad hereditaria congénita.

### Oxalato cálcico

Se forman cuando la orina contiene más de estas sustancias que del líquido que puede diluirlas. Cuando eso ocurre, el calcio y el oxalato forman cristales y si en ese momento la orina carece de las sustancias que impiden la aglutinación de los cristales, entonces se crea el ambiente ideal para la formación de los cálculos renales.

Otros cristales que pueden aparecer en la orina son fosfatos, uratos, etc

### Cilindros

Los cilindros urinarios son partículas en forma de tubo compuestas de glóbulos blancos, glóbulos rojos y células renales, y se desarrollan en las estructuras renales llamadas túbulos.

Los cilindros se mantienen juntos por medio de una proteína liberada por el riñón. El contenido de un cilindro le puede decir al médico si la orina de la persona está saludable o anormal.

Existen varios tipos:

— Los **cilindros grasos** se observan en personas que tienen lípidos (grasas) en la orina.
— Los **cilindros granulares** son una señal de muchos tipos de enfermedades renales.
— Los **cilindros hemáticos** (de glóbulos rojos) quieren decir que hay una cantidad microscópica de sangrado proveniente del riñón.
— Los cilindros de **células epiteliale**s reflejan daño a las células tubulares en el riñón.
— Los **cilindros cerosos** se pueden encontrar en personas con una enfermedad renal avanzada.
— Los **cilindros leucocitarios** (de glóbulos blancos) son comunes en las infecciones renales agudas.

### Bacterias

Una orina normal no contiene bacterias. Si la recogida se ha realizado con una técnica adecuada de condiciones estériles, la presencia de bacterias en número importante (bacteriuria) puede indicar una infección del tracto urinario.

Cuando en el sedimento, además de bacterias, se observan leucocitos, es un claro signo de infección. Si no aparecen puede haber una contaminación (muestra contaminada).

Si hay sospecha de infección, siempre será recomendable realizar un cultivo y antibiograma.

## Levaduras y parásitos

Las levaduras son un tipo de hongo. La más frecuentes en el sedimento de orina es la *Cándida albicans*

La infección urinaria por *Cándida* suele producirse en pacientes con sonda urinaria, especialmente después de un tratamiento con antibióticos, aunque las infecciones por *Cándida* y por bacterias con frecuencia se producen simultáneamente. La prostatitis (inflamación de la próstata) por *C. albicans* aparece con frecuencia en pacientes con diabetes.

Los parásitos no son frecuentes La *Trichomona vaginalis* es la que puede aparecer, normalmente por existir una infección vaginal por ETS (Enfermedad de transmisión sexual).

## Cultivo y antibiograma de orina

El cultivo de orina (también llamado urocultivo) es una prueba para detectar microbios (como bacterias) en la orina, que pueden causar una infección. La orina en la vejiga normalmente es estéril. Esto significa que no contiene ninguna bacteria ni otros organismos. Sin embargo, las bacterias pueden introducirse por la uretra y causar una infección urinaria.

Una muestra de orina se *siembra* en una sustancia que estimula la multiplicación de microbios. Si no hay una multiplicación de microbios, el cultivo es negativo. Si hay una multiplicación de microbios, el cultivo es positivo. El tipo de microbios puede identificarse con un microscopio o pruebas químicas.

Se considera una orina con infección cuando existen mas de 100 000 UFC/mL. Una cantidad menor con síntomas clínicos de infección se considera positivo.

Un cultivo negativo daría un resultado de < 10 000 UFC/mL, que se produce cuando a las 48-72 horas de incubación a 37°C no ha habido multiplicación de bacterias.

Las bacterias mas comunes en una infección son *Escherichia coli, Proteus mirabilis, Klebsiella, Enterococcus faecalis, Staphylococcus aureus*, etc.

El **antibiograma** es la prueba microbiológica que se realiza para determinar la sensibilidad o resistencia de una bacteria a un grupo de antibióticos. Las técnicas de antibiograma son las utilizadas en el laboratorio de microbiología para estudiar la actividad de los antimicrobianos (antibióticos) frente a los microorganismos, responsables de las infecciones.

Los resultados de esta prueba son útiles para seleccionar el fármaco o la combinación de fármacos que con mayor probabilidad solucionará la infección.

El antibiograma se realiza para cada tipo de bacteria u hongo que pueda ser clínicamente significativo en la muestra obtenida. Se evalúa cada una de las bacterias por separado, determinando la capacidad de los antimicrobianos para inhibir su crecimiento. Esto se consigue incubando simultáneamente el microorganismo y el antibiótico en un medio con nutrientes en un tubo de ensayo o en una placa de agar, observando posteriormente el efecto del antibiótico sobre el crecimiento de la bacteria.

Los resultados de esta prueba suelen informarse como:

— **Sensible**: es probable aunque no garantizado totalmente, que el fármaco pueda inhibir al microorganismo patógeno; puede ser una elección apropiada para el tratamiento.
— **Intermedio**: el fármaco puede ser efectivo a elevadas dosis o con dosificaciones más frecuentes, o efectivo solo en algunas zonas del organismo en las que el antibiótico penetra fácilmente.
— **Resistente**: el fármaco no es efectivo para inhibir el crecimiento del microorganismo; no es un fármaco a elegir para el tratamiento.

Si en el cultivo se ha identificado a más de una bacteria, el informe del laboratorio incluirá resultados para cada una de ellas.

## Análisis de orina de 24 horas

Se elimina la primera orina del día y se recoge el resto eliminado durante todo el resto del día. Este tipo de análisis, además de ofrecer una información completa del funcionamiento de los riñones (medición de la creatinina, proteínas, etc.), aporta datos sobre el metabolismo de determinados minerales, como el calcio, sodio, potasio, fósforo, cloro, etc., cuya presencia en cantidades anómalas puede indicar la existencia de diferentes patologías.

También se utiliza para determinar los niveles excretados de ciertas hormonas, lo que permite evaluar la actividad de las glándulas que las producen y la posible existencia de enfermedades condicionadas por un exceso o déficit de las mismas.

Los valores normales para el volumen de orina de 24 horas es de 800 a 2000 mililitros por día (con una ingesta de líquido normal de aproximadamente dos litros diarios).

## Creatinina (Aclaramiento de creatinina)

La creatinina se elimina del cuerpo por completo a través de los riñones. Si la actividad renal es anormal, el nivel de creatinina en la sangre aumenta, debido a que se elimina menos creatinina a través de la orina.

Esta prueba supone la medida de creatinina tanto en sangre como en la orina de 24 horas. Los resultados se utilizan para calcular la cantidad de creatinina que se ha eliminado de la circulación a su paso por el riñón, y se ha excretado con la orina. Este cálculo permite una evaluación global de la cantidad de sangre que se ha filtrado en 24 horas a nivel renal.

✓ Valores normales: **H:** 97-137 mL/min
　　　　　　　　　　　**M:** 88-128 mL/min

## Proteínas o albúmina

Mide la presencia de proteínas, como albúmina, en una muestra de orina. Este examen se realiza cuando hay sospecha de enfermedad renal. El examen puede emplearse como prueba de detección.

✓ Valores normales: < 80 mg/24 horas

## Sodio (Na)

 Valores normales: 40 a 220 mEq/L/24 horas

Su analítica se utiliza para ayudar a determinar la causa de un nivel de sodio anormal en la sangre. También verifica si los riñones están eliminando el sodio del cuerpo. Se puede emplear para diagnosticar o vigilar muchos tipos de enfermedades renales.

## Potasio (K)

 Valores normales: 25-125 mEq/L/24 horas

Su determinación se realiza por trastornos que afectan los líquidos corporales, como deshidratación, vómitos o diarrea.

También se puede realizar para diagnosticar o confirmar trastornos renales o de las glándulas suprarrenales.

## Nitrógeno ureico (UREA)

El nitrógeno ureico es un subproducto resultante de la descomposición de las proteínas en el cuerpo.

 Valores normales: 12 a 20g/24 horas

## Calcio (Ca)

> ✓ Valores normales: 100 a 300 mg/24 horas

Mide la cantidad de calcio en la orina.

Su determinación ayuda a dar tratamiento cuando existe un cálculo renal compuesto de calcio. Este tipo de cálculo puede ocurrir cuando el riñón deja escapar demasiado calcio hacia la orina. También para diagnosticar un problema con la glándula paratiroides, la cual ayuda a controlar los niveles de calcio en la sangre y la orina.

## Fósforo

> ✓ Valores normales: 300-800 mg/24 horas

La prueba de fósforo en la orina mide la cantidad de fósforo eliminado durante 24 horas

Su analítica se puede usar para ayudar a diagnosticar problemas de riñón, encontrar la causa de un cálculo renal, diagnostico de problemas del sistema endocrino (hormonas), etc.

## Ácido úrico

 Valores normales: 250 a 750 mg/24 horas

La mayor parte del ácido úrico se disuelve en la sangre y viaja a los riñones, donde se elimina en la orina. Un alto nivel de ácido úrico en el cuerpo se denomina hiperuricemia y puede llevar a que se presente gota o daño a los riñones.

También se puede hacer para verificar si un nivel de ácido úrico alto está causando cálculos renales.

## Prueba de embarazo

Una prueba de embarazo puede indicar la existencia de embarazo analizando una hormona específica producida durante el mismo. La hormona se llama gonadotropina coriónica humana (HGC). La HGC se produce en la placenta de la mujer después de que un óvulo fertilizado se haya implantado en el útero. Normalmente se produce solo durante el embarazo.

La prueba de embarazo en la orina puede encontrar la hormona GCH aproximadamente una semana después de la falta de un periodo menstrual.

# Pruebas reumáticas

La reumatología es la especialidad de la medicina que se ocupa de las enfermedades del aparato locomotor y las enfermedades autoinmunes.

En ocasiones unos análisis pueden servir de ayuda para confirmar una enfermedad ya sospechada durante el interrogatorio, o para seguir la evolución de un enfermo. Son una herramienta para llegar al diagnóstico correcto, ya que existen diferentes tipos de artritis que al principio se pueden parecer entre sí y causar síntomas similares, pero que tienen tratamientos diferentes.

No existen las llamadas «pruebas reumáticas» que permitan realizar el diagnóstico. Este se realiza basándose en la historia clínica (los síntomas que cuenta el paciente y la exploración).

> Ninguna prueba es perfecta. A veces las personas sanas tienen pruebas cuyos resultados son anormales y las personas con artritis pueden tener pruebas con resultados normales.

## Proteína C Reactiva (PCR)

La PCR es una proteína producida por el hígado. Se envía al torrente sanguíneo en respuesta a una inflamación. La inflamación es la manera en que el cuerpo protege los tejidos cuando ocurre una lesión o una infección.

Normalmente los niveles de PCR en sangre son bajos.

Un valor elevado de PCR o un aumento progresivo de su concentración sugiere la existencia de una inflamación, aunque no permite conocer la localización ni la causa de la misma. Cuando existe una sospecha clínica de infección bacteriana grave, unas concentraciones elevadas de PCR sugieren la presencia de la misma. En personas con trastornos inflamatorios crónicos, niveles elevados de PCR suelen asociarse a brotes de la enfermedad o bien a ineficacia del tratamiento.

Una concentración elevada de PCR que posteriormente disminuye es indicativa de que la inflamación o la infección se están resolviendo y/o existe una buena respuesta al tratamiento.

## Factor reumatoide

Es un autoanticuerpo que está presente en la sangre del 70-80 % de las personas que tienen artritis reumatoide, pero también hay pacientes con esta enfermedad que no lo presentan y pacientes con FR+ que no presentan la enfermedad. Al inicio de la enfermedad puede ser negativo y luego hacerse positivo en los meses siguientes.

La prueba del factor reumatoide (FR) no es diagnóstica ni específica. Los resultados deben siempre interpretarse considerando la sintomatología referida por el paciente y la historia clínica.

Se consideran valores normales del factor reumatoide cuando son inferiores a 15-20 UI/ml

## ASLO (Antiestreptolisina O)

Existe la falsa creencia de que cuando hay algún tipo de dolor articular es necesario pedir el ASLO para ver si se tiene una enfermedad reumática.

El ASLO no es más que un anticuerpo; es decir, las defensas que produce nuestro organismo frente a la infección por un germen concreto —el estreptococo— que suele producir infecciones de garganta. Es prácticamente excepcional en nuestro medio que se produzca una artritis tras una infección por estreptococo.

Cuando la infección no causa signos o síntomas identificables, no se trata o se trata de manera inadecuada, pueden aparecer complicaciones (secuelas) post-estreptocócicas, es decir, normalmente fiebre reumática, especialmente en niños y adolescentes, de ahí que sea considerada una prueba reumática.

Las complicaciones por infección por estreptococo pueden ser fiebre reumática y glomerulonefritis postestreptococica.

Si la prueba ASLO es negativa o los anticuerpos están presentes a muy baja concentración, lo más probable es que el paciente no haya tenido una infección estreptocócica recientemente. Esto se confirma si una muestra tomada entre 10 y 14 días más tarde sigue presentando un resultado negativo o débilmente positivo.

Si los niveles de ASLO son altos o están aumentando, es probable que realmente haya existido recientemente una infección estreptocócica. Si se detectan inicialmente niveles elevados de ASLO que posteriormente disminuyen, es altamente sugestivo de que la infección ha existido y que se está resolviendo.

# Marcadores tumorales

Sustancia que se encuentra en los tejidos, la sangre u otros líquidos del cuerpo, y que a veces es un signo de cáncer o de ciertas afecciones benignas (no cancerosas).

Las células normales y las células cancerosas elaboran la mayoría de los marcadores tumorales, pero las células cancerosas los elaboran en cantidades más grandes. Es posible que un marcador tumoral ayude a diagnosticar un cáncer, planificar el tratamiento, determinar si el tratamiento es eficaz o si el cáncer volvió.

Las pruebas de marcadores tumorales se suelen usar para:

— Planificar el tratamiento. Si los niveles de los marcadores tumorales disminuyen, eso generalmente significa que el tratamiento está dando resultado.
— Averiguar si un cáncer se ha diseminado a otros tejidos.
— Predecir el resultado o la evolución probable de una enfermedad.
— Averiguar si un cáncer ha reaparecido después de un tratamiento exitoso.
— Realizar pruebas de detección a las personas con alto riesgo de cáncer. Algunos de los factores de riesgo son tener antecedentes familiares o un diagnóstico previo de otro tipo de cáncer.

## PSA (Antígeno seroprostático)

La próstata es una glándula de tamaño y forma de nuez situada en la base de la vejiga de los varones.

Produce una secreción ligeramente ácida que aporta una serie de compuestos al semen como citrato, fosfatasa ácida o antígeno prostático específico (PSA), que intervienen entre otras funciones en la coagulación y licuefacción (proceso por el cual, después de la eyaculación, se pasa de sólido a licuado) del semen.

Una pequeñísima parte del PSA producido por la próstata pasa a la circulación sanguínea, y es precisamente este el que se mide para el diagnóstico, pronóstico y seguimiento del cáncer de próstata.

Se diferencian dos tipos: **PSA total** y **PSA libre**.

### PSA total

Valores normales:  Hombres hasta 50 años: >2,5 ng/mL
Hombres <50 años: 3,5-6,5 ng/mL

Los niveles de PSA se correlacionan con el tamaño tumoral y su extensión; es decir, los niveles de PSA serán más elevados cuanto mayor y más extendido esté el tumor. No obstante, un cierto porcentaje de pacientes con cáncer de próstata tiene unos niveles de PSA normales.

También pueden darse niveles elevados de PSA en otras patologías prostáticas, como en la hiperplasia (aumento anormal de tamaño) benigna de próstata o la prostatitis. Por tanto, un valor de PSA elevado en sí mismo no es diagnóstico de un cáncer de próstata, aunque sí que es de gran ayuda al urólogo para su diagnóstico, junto con otras pruebas como el tacto rectal.

Ante un valor elevado de forma aislada de PSA es recomendable confirmar estos niveles elevados pasado un tiempo. Otra prueba que se puede realizar es el llamado PSA libre.

## PSA libre

Normalmente el PSA en sangre va unido a otras proteínas, quedando una pequeña fracción libre (PSA libre).

Los pacientes con cáncer de próstata tienen menor porcentaje de PSA libre, mientras que los que sufren una hiperplasia benigna de próstata tienen una mayor proporción.

El ratio PSA libre/PSA total es muy importante a la hora de medir la necesidad de realizar una biopsia, cuando los resultados de la prueba de PSA están en un rango intermedio o limítrofe (entre 4 y 10).

## CEA (Antígeno carcinoembrionario)

> ✓ Valores normales: **No fumadores:** <2,5 ng/mL
> **Fumadores:** 5 ng/mL

El CEA está presente en el embrión en desarrollo. Desaparece en sangre en el momento del nacimiento y normalmente permanece con niveles indetectables en la edad adulta.

Aumenta en un gran número de tipos de cáncer, como el colorrectal, pulmón, estómago, tiroides, páncreas, seno, ovario, hígado, riñón, cuello cervical, linfoma, melanoma, etc., por lo cual es un marcador inespecífico.

## CA-125 (Antígeno del cáncer 125)

> ✓ Valores normales: 0-35 U/mL

La prueba CA-125 mide la cantidad de CA-125 en la sangre. El CA-125 es una proteína que se encuentra en la superficie de la mayor parte de células del cáncer de ovario, aunque no en todas. La prueba resulta útil como marcador tumoral en determinadas circunstancias.

En mujeres con cáncer de ovario las concentraciones de CA-125 pueden estar significativamente elevadas. El CA-125 se produce en pequeñas cantidades por otros tejidos del organismo y también por otros cánceres. Pueden observarse moderados aumentos de la concentración de CA-125 en sangre en otras situaciones distintas del cáncer, que incluyen la menstruación, el embarazo y las enfermedades pélvicas inflamatorias.

## CA 15-3 (Antígeno carbohidratado 15-3)

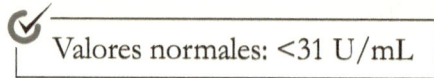
Valores normales: <31 U/mL

Es una proteína que se sintetiza de forma normal por las células de la mama.

En muchas personas con tumores cancerosos de mama existe un aumento de la producción de CA 15-3, y también de otro antígeno, el CA 27.29.

Se trata de una proteína liberada por las células tumorales hacia la circulación, que puede ser utilizada como marcador tumoral para seguir la evolución de la enfermedad.

El CA 15-3 se encuentra elevado en cerca del 10 % de las mujeres con cáncer de mama localizado y/o en fases tempranas pero hasta en un 80 % de las que presentan un cáncer de mama metastásico (extensión a otros órganos).

El CA 15-3 también puede encontrarse elevado en individuos sanos o afectos de otros cánceres (cáncer de colon, de pulmón, de páncreas, de ovario o de próstata) así como en otros trastornos (cirrosis, hepatitis y enfermedades benignas de la mama).

## CA 27.29 (Antígeno de cáncer 27.29)

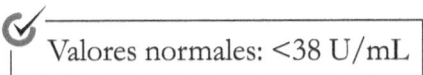
Valores normales: <38 U/mL

El cáncer con más probabilidad de liberar CA 27.29 es el de mama.

Es el más usado para detectar una recurrencia o metástasis.

Los niveles del CA 27-29 también pueden estar elevados en el cáncer de colón, estómago, riñón, pulmón, ovario, páncreas, útero e hígado.

Puede dar valores elevados inespecíficamente en el primer trimestre del embarazo, en la endometriosis, en los quistes ováricos, en alguna enfermedad benigna de la mama, en enfermedades del riñón y del hígado por problemas no cancerosos.

## CA 19-9 (Antígeno carbohidratado 19-9)

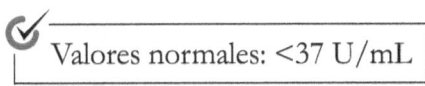
Valores normales: <37 U/mL

El CA 19-9 es una proteína que se encuentra en la superficie de ciertas células cancerosas.

El CA 19-9 se encuentra elevado en aproximadamente un 70-95 % de personas con cáncer de páncreas avanzado, pero puede elevarse en otros cánceres como el de colon, de pulmón o de la vesícula biliar. Además, el CA 19-9 también puede aumentar en otros trastornos y enfermedades, entre las que cabe destacar las obstrucciones de la vía biliar (por ejemplo por cálculos o piedras biliares), la pancreatitis, la fibrosis quística y la enfermedad hepática. Pequeñas cantidades de CA 19-9 también pueden detectarse en personas sanas.

## AFP (Alfa-fetoproteína)

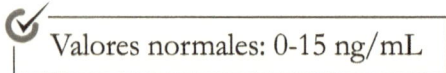

Valores normales: 0-15 ng/mL

(Hombres y mujeres no embarazadas)

La alfa-fetoproteína (AFP) es una proteína sintetizada principalmente por el hígado del feto en desarrollo y por el saco vitelino. Las concentraciones de AFP son altas en el recién nacido, aunque disminuyen rápidamente. Las lesiones hepáticas y ciertos tumores pueden ocasionar aumentos significativos de las concentraciones de AFP. Esta prueba mide la alfa-fetoproteína (AFP) en sangre.

Esta proteína se produce siempre que tiene lugar una regeneración de células hepáticas. En enfermedades crónicas del hígado, como la hepatitis y la cirrosis, la AFP

## PAP (Fostatasa ácida prostática)

> ✓ Valores normales: 0,5-1,9 U/L

La fosfatasa ácida prostática (FAP) es un marcador específico, pero cuando se eleva el cáncer suele estar ya diseminado fuera de la próstata, por lo que no resulta útil en el diagnóstico precoz.

## Tg (Tiroglobulina)

> ✓ Valores normales: <33 ng/mL
> En ausencia de tiroides: <2 ng/mL

Se eleva en el cáncer de tiroides.

# Endocrinología
## (Analítica hormonal)

El sistema endocrino es definido como un conjunto de glándulas productoras de hormonas que actúan sobre órganos, tejidos, y a la vez sobre otras glándulas, contribuyendo a la regulación de distintos sistemas del organismo.

Las hormonas son sustancias químicas producidas por un órgano o parte de él, y su función es la de regular la actividad de un tejido determinado.

Las hormonas son los **mensajeros químicos del cuerpo,** que controlan numerosas funciones y **circulan a través de la sangre** hacia los órganos y los tejidos. Estos componentes químicos **intervienen en los siguientes procesos:**

— Metabolismo
— Crecimiento y desarrollo
— Reproducción

Además, **afectan al estado de ánimo y al apetito sexual.**

Entre las funciones más importantes reguladas por las hormonas se encuentran el correcto funcionamiento de múltiples órganos, el crecimiento y

**desarrollo del cuerpo humano, la reproducción, las características sexuales, el uso y almacenamiento de energía y el control de los niveles en la sangre de líquidos, sal y glucosa.**

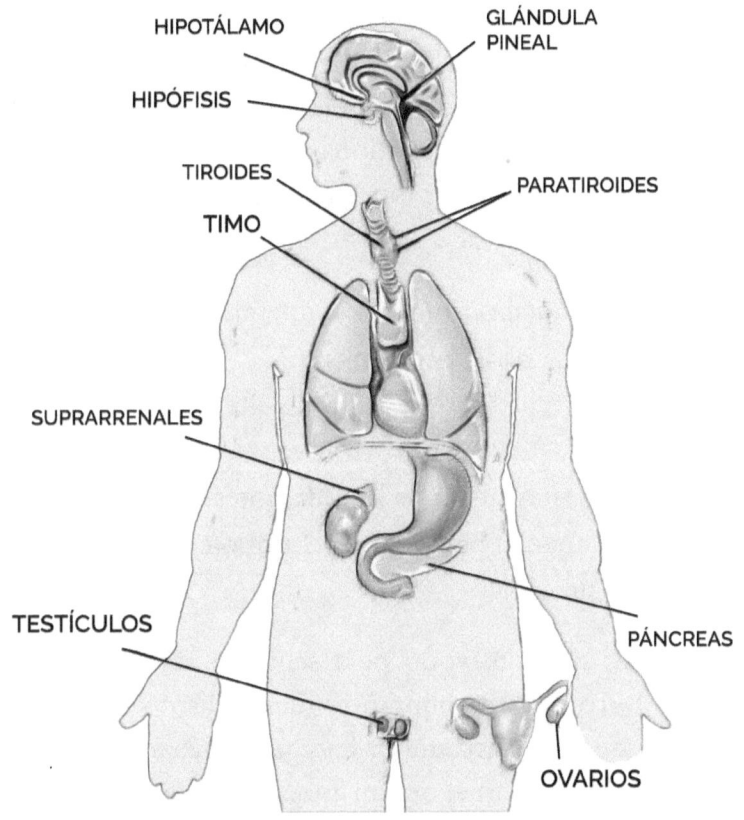

Una analítica hormonal es un examen para medir ciertas hormonas, con el cual se pueden determinar las causas de distintas afecciones, tanto del hombre como de la mujer: trastornos del ovario, del ciclo menstrual, infertilidad, etc.

## Perfil tiroideo

La tiroides es una glándula en forma de mariposa ubicada en el cuello, justo encima de la clavícula. Es una de las glándulas endocrinas que producen hormonas.

Aunque su peso está en torno a los 30 gramos, la glándula tiroides tiene una influencia destacada en nuestro estado de salud. Es una glándula endocrina que a través de la secreción de sus hormonas participa en casi todas las funciones básicas de nuestro organismo, como por ejemplo:

— Regula el metabolismo y la temperatura corporal.
— Es necesaria para el crecimiento.
— El sistema nervioso necesita de ella para su correcto desarrollo.
— Regula la asimilación de los diferentes nutrientes.
— Es fundamental para regular el ritmo cardíaco y el desarrollo de la piel.

La tiroides necesita yodo para segregar sus hormonas. Dichas hormonas equilibran el metabolismo (la velocidad a la que se consume la energía proveniente de los alimentos), y ayudan al organismo a quemar el exceso de grasa, regulando eficazmente el nivel energético.

La tiroides desempeña un amplio abanico de funciones, entre otras el control del peso, del ritmo cardíaco y del nivel de colesterol en la sangre, así como el mantenimiento de la fortaleza muscular y del estado de la piel. El trastorno más común de la tiroides se produce por una baja actividad de dicha glándula. Este trastorno es conocido como hipotiroidismo.

Las concentraciones de las hormonas tiroideas (TSH, T4total, T4libre, T3libre, TSH) pueden variar y verse afectadas por las siguientes circunstancias:

— Embarazo
— Estrógenos
— Enfermedades hepáticas
— Resistencia a las hormonas tiroideas
— Alteraciones de la hipófisis

## TSH (Hormona estimulante del tiroides)

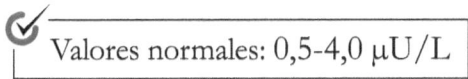
Valores normales: 0,5-4,0 µU/L

La TSH se fabrica en la hipófisis, una glándula del tamaño de un guisante localizada en la base del cerebro.

Cuando la glándula tiroidea está fabricando una cantidad insuficiente de hormonas tiroideas (una afección denominada hipotiroidismo), la hipófisis fabrica una mayor cantidad de TSH a fin de estimular a la glándula tiroidea y aumentar la producción de dichas hormonas. Pero si la hipófisis no funciona bien, es posible que fabrique una cantidad insuficiente de TSH, lo que también podría provocar un hipotiroidismo.

Si la glándula tiroidea está fabricando una cantidad excesiva de hormonas tiroideas (una afección que recibe el nombre de hipertiroidismo), la hipófisis fabricará menos TSH a fin de reducir la producción de dichas hormonas por parte de la glándula tiroidea.

- Cuando TSH está elevada se denomina hipotiroidismo.
- Cuando TSH está disminuida hablamos de hipertiroidismo.

## T4 (Tiroxina)

✓ Valores normales: **T4 total:** 5,1-14,1 µg/dL
**T4 libre:** 0,8-1,9 ng/dL

Esta hormona es producida por la glándula tiroides. La hormona T4 existe en dos formas:

— **T4 libre**, que entra a los tejidos del cuerpo donde es necesaria.
— **T4 ligada**, que se une a las proteínas; esto le impide entrar a los tejidos del cuerpo.

La prueba que mide la cantidad de T4 libre y ligada se conoce como prueba de T4 total. Otras pruebas miden solamente la T4 libre. Para comprobar cómo funciona la tiroides, la prueba de T4 libre se considera más precisa que la prueba de T4 total.

Regula los procesos metabólicos. También juega un papel importante en la regulación del peso, la temperatura corporal, la fuerza muscular e incluso el estado de ánimo.

Los niveles elevados de cualquiera de estas pruebas indican una tiroides muy activa: hipertiroidismo. Los niveles bajos indican poca actividad: hipotiroidismo.

## T3 (Triyodotironina)

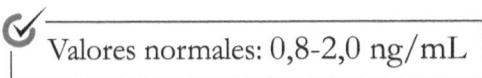
Valores normales: 0,8-2,0 ng/mL

Esta prueba mide la concentración en sangre de la hormona T3, parte de la cual es producida directamente por la glándula tiroidea.

De todos modos, la mayor parte de la hormona T3 presente en la sangre de una persona se produce en otras partes del cuerpo distintas de la glándula tiroidea, ya que la hormona tiroxina (o T4), la principal hormona fabricada por la glándula tiroidea se transforma químicamente en T3. Esta hormona ayuda a controlar muchas funciones corporales, como el crecimiento, la temperatura corporal y el ritmo cardíaco.

La T3 está presente en la sangre de dos formas diferentes:

- **T3 ligada a proteínas:** se trata de la forma más abundante, que está adherida a proteínas que ayudan a transportarla a través del cuerpo.
- **T3 libre**: la forma menos abundante, que circula libremente por el torrente sanguíneo, sin estar adherida a proteínas

Los niveles elevados de T3 indican hipertiroidismo.

Un nivel bajo de T3 indica hipotiroidismo.

## Perfil hormonal femenino

La analítica hormonal femenina es un examen de sangre para medir ciertas hormonas, con lo cual se puede determinar las causas de distintas afecciones, como trastornos ováricos, del ciclo menstrual, problemas para lograr el embarazo o de infertilidad, así como padecimientos de la glándula hipofisaria o pituitaria (ubicada en la base del cerebro y encargada de regular numerosas funciones).

Dependiendo del problema a evaluar, es probable que se necesite más de un perfil hormonal femenino a lo largo del ciclo menstrual, ya que los niveles de hormonas varían y puede requerirse un comparativo entre resultados obtenidos en fechas determinadas. La interpretación de los resultados del perfil hormonal femenino se realizará por el facultativo, teniendo en cuenta la historia clínica, los signos y síntomas de la paciente, así como otros análisis, entre ellos examen de hormonas tiroideas y estudios de imagen.

## FSH (Hormona foliculoestimulante)

Se genera en la hipófisis, y estimula la producción de óvulos y de estradiol durante la primera mitad de la menstruación.

Por lo regular ayuda a diagnosticar problemas del desarrollo sexual, ciclo menstrual e infertilidad; en algunos casos también permite confirmar la menopausia.

Valores normales: **Fase folicular**: 3,5-12,5 mUI/mL
**Fase ovulatoria**: 4,7-21,5 mUI/mL
**Fase luteínica**: 1,7-7,7 mUI/mL
**Postmenopausia**: 26-135 mUI/mL

## LH (Hormona luteinizante)

Es producida por la glándula pituitaria, y su elevación o incremento súbito es la señal que indica al ovario que debe liberar un óvulo.

Se evalúa cuando la mujer tiene dificultad para quedarse embarazada o periodos menstruales irregulares, lo que se vincula con afecciones como quistes ováricos.

La medición de LH es la base de la eficacia en los test de ovulación utilizados para la identificación de los momentos fértiles de la mujer.

 Valores normales: **Fase folicular**: 2,4-12,6 mUI/mL
**Fase ovulatoria**: 14-96 mUI/mL
**Fase luteínica**: 1,0-11,4 mUI/mL
**Postmenopausia**: 7,7-59 mUI/mL

## Prolactina

Segregada por la hipófisis, estimula el desarrollo mamario y la producción de leche.

Por lo regular se analiza cuando se buscan tumores hipofisarios y las causas de secreción láctea sin relación con un parto, infertilidad y períodos menstruales irregulares o ausentes (amenorrea).

En tanto duran el embarazo y la lactancia, la presencia de altas concentraciones de **prolactina** hacen que se inhiba la producción de las hormonas folículoestimulante (FSH) y luteinizante (LH), interrumpiendo el ciclo menstrual durante el embarazo y reduciendo significativamente la fertilidad mientras dura la lactancia, por lo que durante este periodo las posibilidades de que se produzca un embarazo son muy limitadas.

✓ Valores normales: **Hombre:** <20 ng/mL
**Mujer no embarazada:** <25 ng/mL
**Mujer embarazada:** 80-400ng /mL

### Estradiol

Es la hormona sexual por excelencia.

En la mujer, el estradiol es el responsable de las características sexuales, de la formación del pecho y de la aparición del ciclo menstrual.

Su producción aumenta en la pubertad y se mantiene constante durante la edad fértil, aunque su nivel varía durante el ciclo menstrual. Posteriormente desciende hasta desaparecer completamente en la menopausia.

Entre sus funciones encontramos algunas tan relevantes como:

— Ser el responsable de que en cada ciclo menstrual se forme **un único ovocito** maduro.
— Activar la producción de otra hormona (hormona luteinizante o LH) que produce la **ovulación**.
— Preparar la zona del útero llamada **endometrio** para que anide el embrión, dando lugar a un embarazo.
— Disminuir la viscosidad del moco cervical para favorecer la movilidad de los espermatozoides a través de él.
— Promover la maduración ósea (favoreciendo el crecimiento de los huesos largos).

| Valores normales | |
| --- | --- |
| Fase folicular | 25-195 pg/mL |
| Fase ovulatoria | 66-410 pg/mL |
| Fase luteínica | 46-260 pg/mL |
| Postmenopausia | 10-40 pg/mL |
| Embarazo 1er trimestre | 785-4580 pg/mL |
| Embarazo 2º trimestre: | 800-5760 pg/mL |
| Embarazo 3er trimestre | 1810-13900 pg/mL |
| Hombre | 11-44 pg/mL |

## Progesterona

La **progesterona**, a la que a veces se denomina «hormona del embarazo», es sintetizada fundamentalmente en los ovarios y la placenta cuando hay un embarazo en curso, aunque también la producen las glándulas adrenales y el hígado.

En la mujer, el organismo comienza a producirla en la pubertad, con el primer ciclo menstrual, ya que su función principal se desarrolla tras producirse la ovulación, para preparar el endometrio para la implantación del embrión y, en su caso, el mantenimiento del embarazo. No obstante, también contribuye al desarrollo de los caracteres sexuales secundarios de la mujer.

Cuando el embrión se implanta en el útero, los niveles de **progesterona** aumentan con el fin de hacer viable el embarazo y contribuir al desarrollo del feto.

Produce el aumento del tamaño de los senos característico del inicio de la gestación, preparando las glándulas mamarias para la lactancia. Finalmente, reduce la contractibilidad del útero y estimula su crecimiento a lo largo de la gestación.

Por otro lado, los niveles de **progesterona** aumentan significativamente en las diferentes etapas del embarazo, pues desempeña un papel fundamental en el mantenimiento del mismo hasta finalmente se produce una caída de la presencia de esta hormona, lo que desencadena el parto.

| Valores normales | |
|---|---|
| Fase folicular | 0,5-1,1 ng/mL |
| Fase ovulatoria | 5-20 ng/mL |
| Postmenopausia | <1 ng/mL |
| Embarazo 1$^{er}$ trimestre | 11,2-90 ng/mL |
| Embarazo 2º trimestre: | 25,6-89,4 ng/mL |
| Embarazo 3$^{er}$ trimestre | 48-150 a 300 ng/mL |
| Hombre | <1 ng/mL |

## Perfil hormonal masculino

Los análisis hormonales masculinos sirven para conocer si existe algún desnivel que pueda generar problemas de infertilidad o disfunción eréctil.

Las hormonas sexuales masculinas juegan un papel fundamental en la reproducción, ya que están ampliamente implicadas en la producción de espermatozoides.

### Testosterona

La testosterona es una **hormona** que se produce en los testículos de los hombres. Pertenece al grupo de los andrógenos, también llamados esteroides o esteroides anabólicos.

Se trata de la hormona masculina más importante, ya que influye en el mantenimiento de los huesos y músculos, en la producción de espermatozoides y glóbulos blancos, en el mantenimiento del deseo sexual y en el estado de ánimo de los individuos. A medida que se envejece, la producción de testosterona se va haciendo inferior y los niveles de la misma disminuyen de forma progresiva.

La testosterona no es exclusiva de los hombres, ya que **también está presente en el organismo femenino**, aunque en una proporción mucho más baja, pues sus efectos principales están relacionados con el sexo masculino. En las mujeres está relacionada con aspectos como **el humor, el apetito sexual** y **la sensación de bienestar**.

La testosterona se genera en su mayor parte (en torno al 95 %) en los testículos, gracias a las llamadas células de Leydig, aunque también se sintetiza en otros tejidos. En las mujeres se sintetiza en **los ovarios y en la placenta**, aunque en cantidades menores.

> ✓ Valores normales: H: 2,8-8,0 ng/mL
> M: 0,06-0,83 ng/mL

## DHEA-S

La dehidroepiandrosterona sulfato (DHEA-S) es una hormona esteroide producida, sobre todo, en la corteza de las glándulas suprarrenales (la parte externa de las dos glándulas suprarrenales, que se encuentran sobre los riñones). Si bien es un andrógeno (una hormona sexual masculina), tanto los hombres como las mujeres la producen.

Los niveles de DHEA-S son elevados en los recién nacidos, pero disminuyen rápidamente. Vuelven a aumentar durante la pubertad, cuando cumplen una función importante en la formación del vello púbico y axilar.

> ✓ Valores normales: H: 3,0-8,5 ng/mL

## FSH (Hormona foliculoestimulante)

☑ Valores normales: 1,6-12 mUI/mL

En los hombres, la FSH estimula los testículos para producir esperma maduro, y también promueve la producción de las proteínas fijadoras de andrógenos. La concentración de FSH en los hombres es relativamente constante después de la pubertad.

ⓘ Su medición en los hombres sirve para establecer la causa de un número bajo de espermatozoides.

## LH (Hormona luteinizante)

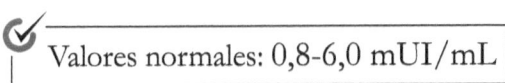

☑ Valores normales: 0,8-6,0 mUI/mL

La hormona LH es el estímulo primario para la secreción de testosterona por los testículos. El inicio de la secreción de LH tiene lugar durante la pubertad y actúa sobre unas células especiales llamadas células de Leydig, localizadas en los testículos, induciendo su maduración y producción de testosterona.

### Prolactina

Segregada por la hipófisis, está implicada en la función reproductora masculina.

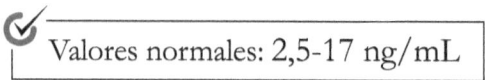

Valores normales: 2,5-17 ng/mL

## Otras hormonas importantes

### Insulina y glucagón

La **insulina** y el **glucagón** son hormonas que, pese a sus diferencias trabajan en forma conjunta.

La insulina es una **hormona** producida por el páncreas, que ayuda a que la glucosa (o azúcar), que proviene de los alimentos, pueda **entrar a las células** y obtener energía para nuestro cuerpo.

El glucagón, al igual que la insulina, es una hormona que se produce en el páncreas. Su función principal es estimular la producción de glucosa por el hígado, aumentando sus niveles en sangre.

Su efecto es opuesto al de la insulina, que disminuye los niveles de glucosa en la sangre. Cuando los niveles de glucosa bajan demasiado, el páncreas libera glucagón, y cuando los niveles de glucosa aumentan se estimula la liberación de insulina. Manteniendo de este modo la glucemia estable.

La **insulina** y el **glucagón** funcionan de manera esencialmente **opuestas** para regular los niveles de glucosa en la sangre, y así **mantener dichos niveles en equilibrio.**

Ambas hormonas se secretan en el torrente sanguíneo de una manera calculada y precisa, y se activan por diferentes señales, como **intensos períodos de ejercicio** o grandes ingestas de alimentos que necesitan ser digeridos.

Una **comida rica en carbohidratos** tenderá a elevar en forma significativa los niveles de glucosa en sangre, y la insulina deberá elevarse (y disminuirse la liberación de glucagón).

Por otro lado, los **bajos niveles de glucosa en sangre** (como los que pueden observarse al correr mucho tiempo en ayunas o en un entrenamiento largo sin consumir alimentos), **obligarán al hígado a liberar glucagón** (para aumentar los niveles de glucosa en sangre).

> ✓ Valores normales: **Insulina**: 50-100 mg/dL en ayunas
> 60-140 mg/dL después de las comidas
> **Glucagón**: 50-100 pg /mL

## GH (Hormona de crecimiento)

La hormona del crecimiento (GH) es esencial para el crecimiento y el desarrollo normal de los niños, y promueve el crecimiento continuado de los huesos desde el nacimiento hasta la pubertad. Participa en la regulación de la velocidad a la que el organismo produce energía a partir de los alimentos (metabolismo) y proteínas, lípidos e hidratos de carbono. También ayuda a regular la producción de hematíes y la masa muscular.

La GH es una hormona producida por la hipófisis, pequeña glándula localizada en la base del cráneo, por detrás de la nariz. Una vez sintetizada, la hormona suele verterse a la circulación sanguínea de manera pulsátil durante todo el día, presentando picos que son más frecuentes por la noche. Por esta razón, una medida aislada de GH en sangre suele resultar difícil de interpretar. El valor puede ser elevado si la muestra se toma durante un pico de liberación de la hormona. A menudo se realizan pruebas de estimulación o de supresión de la hormona para poder establecer un diagnóstico de déficit o exceso de GH.

✓ Valores normales: **Hombre adulto**: 0,4-10 ng/mL
**Mujer adulta**: 1-14 ng/mL
**Niños**: 10-50 ng /mL

## ACTH (Hormona adenocorticotropa) y cortisol

La corticotropina o ACTH es una hormona que estimula la producción de cortisol.

El cortisol es a su vez una hormona importante en la regulación del metabolismo de la glucosa, de las proteínas y de los lípidos, y que causa una supresión de la respuesta del sistema inmune; además, ayuda a mantener la presión arterial.

La ACTH es una hormona producida por la glándula pituitaria (hipófisis). Esta glándula está situada en la parte inferior y central del cerebro.

Generalmente la secreción de ACTH es intensa por la mañana y disminuye de manera progresiva durante el día, pero también **suele aumentar cuando hay estados de estrés, fiebre o hipoglucemia**, así como en intervenciones quirúrgicas complejas.

El cortisol es producido por las glándulas suprarrenales, dos glándulas pequeñas situadas encima de los riñones. La prueba de cortisol mide el nivel de cortisol en la sangre, la orina o la saliva.

> Valores normales: **ACTH**: <40 pg/mL
> **Cortisol**: 5-25 µg/dL

## Aldosterona y renina

La aldosterona es una hormona que permite regular las concentraciones de sodio y de potasio en sangre, y que permite controlar el volumen y la presión de la sangre.

La renina es un enzima que controla la producción de aldosterona. Esta prueba mide la concentración de aldosterona y de renina en sangre y la de aldosterona en orina.

La aldosterona se produce en la corteza (parte más externa) de las glándulas suprarrenales, que están situadas en la parte superior de cada uno de los riñones. La aldosterona estimula la retención de sodio y la eliminación de potasio por la orina. La renina se produce en los riñones, y controla la activación de otra hormona conocida como angiotensina; la angiotensina estimula a su vez las glándulas adrenales para que produzcan aldosterona.

La renina se libera cuando existe una disminución de la presión arterial o una disminución de la concentración de cloruro de sodio en los túbulos renales. El efecto resultante es el de aumentar la presión arterial y el de mantener unos niveles de sodio y de potasio normales.

> Valores normales: **Aldosterona**: <100 pg/mL
> **Renina**: 0,6-4,3 ng/mL

## Adrenalina

Llamada también **epinefrina**, la adrenalina se produce en las glándulas suprarrenales, situadas junto a los riñones. Es, además de una hormona, un neurotransmisor, lo que significa que pone en contacto y transmite información de unas neuronas a otras.

Está involucrada en muchos procesos diferentes, pero todos tienen que ver con activarnos y ponernos alerta. **La adrenalina nos predispone a la acción,** a la reacción rápida, y con ello a sacar todo el partido de músculos y huesos si hace falta. Es la principal implicada en la llamada reacción de *pelea o huída,* que se activa ante una situación de peligro. También en aquellas en las que hay algo en juego si somos los más ágiles, como una competición deportiva.

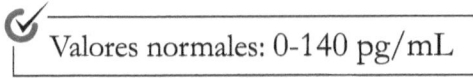
Valores normales: 0-140 pg/mL

## PTH (Hormona paratiroidea)

La PTH es secretada por las glándulas paratiroides. Las cuatro pequeñas glándulas paratiroides están localizadas en el cuello, cerca de la glándula tiroides o adheridas a su lado posterior.

La PTH controla los niveles de calcio, fósforo y vitamina D en la sangre. Es importante para regular el crecimiento de los huesos.

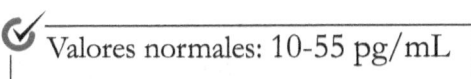
Valores normales: 10-55 pg/mL

# Inmunoglobulinas

El análisis de inmunoglobulina mide el nivel de ciertas inmunoglobulinas o anticuerpos en la sangre. Los anticuerpos son proteínas producidas por el sistema inmunológico para atacar a los antígenos, como las bacterias, los virus y los alérgenos.

El cuerpo genera diferentes inmunoglobulinas para combatir cada antígeno. Por ejemplo, el anticuerpo de la varicela no es el mismo que el anticuerpo de la mononucleosis.

A veces el cuerpo puede equivocarse y generar anticuerpos que atacan a su propio tejido, afectando a los órganos sanos, ya que los identifica como cuerpos extraños. Esto es lo que se conoce como enfermedad autoinmune.

Los cinco tipos de inmunoglobulinas o anticuerpos son los siguientes:

— **Inmunoglobulina A (IgA)**, presente en grandes concentraciones en las membranas mucosas, particularmente en las paredes internas de las vías respiratorias y el tracto gastrointestinal, como también en la saliva y las lágrimas.

Desempeña un papel importante en las reacciones alérgicas. En las personas sensibles, los niveles de esta proteína se elevan en respuesta a la presencia de alérgenos, como el polvillo que desprenden las mascotas. Los niveles de IgA también pueden ser elevados ante la presencia de enfermedades autoinmunes, trastornos en los cuales el cuerpo crea anticuerpos —erróneamente— para combatir tejidos sanos.

— **Inmunoglobulina G (IgG)**, el tipo de anticuerpo más abundante en los líquidos corporales. Brinda protección contra las bacterias y las infecciones virales.

Al inicio de una infección o ante la exposición a un antígeno, se producen anticuerpos específicos de tipo IgG; los niveles de IgG siguen aumentando durante varias semanas, para posteriormente disminuir y estabilizarse.

El organismo construye como un catálogo de anticuerpos IgG que le permite volver a producir estos tipos de anticuerpos cada vez que se exponga al mismo antígeno. Los anticuerpos de tipo IgG constituyen la base de la protección a largo plazo frente a microorganismos. Normalmente la cantidad de IgG producida es suficiente para prevenir reinfecciones.

Las vacunas utilizan esta vía para prevenir infecciones; cuando se expone al organismo frente a un microorganismo vivo pero atenuado (o debilitado) o frente a un antígeno con capacidad para estimular el reconocimiento de un microorganismo, el catálogo de Ig del organismo se amplía.

La IgG constituye el único tipo de Ig que puede atravesar la placenta. Los anticuerpos IgG de la madre proporcionan protección al feto durante el embarazo y al bebé durante los primeros meses de vida.

— **Inmunoglobulina M (IgM)**, que se encuentra principalmente en la sangre y en el líquido linfático. Es el primer anticuerpo que el cuerpo genera para combatir una infección.

El organismo produce anticuerpos de tipo IgM como primera respuesta a una nueva infección o a la presencia de un nuevo antígeno no propio o extraño (ajeno), proporcionando una protección a corto plazo. La concentración de IgM aumenta durante varias semanas y posteriormente disminuye, simultáneamente a la producción de IgG.

— **Inmunoglobulina E (IgE)**, asociada principalmente con las reacciones alérgicas (lo que ocurre cuando el sistema inmunológico reacciona de manera exagerada a los antígenos del medio ambiente, como el polen o el polvillo de los animales). Se encuentra en los pulmones, la piel y las membranas mucosas.

Los anticuerpos IgE se encuentran normalmente en cantidades reducidas en la sangre, pero una concentración elevada de este tipo de anticuerpos puede ser un signo de una reacción desproporcionada del cuerpo ante determinados alérgenos.

Los anticuerpos IgE son diferentes en función del alérgeno al que estén reaccionando. La prueba de la inmunoglobulina E alérgeno-especifica puede mostrar a qué está reaccionando el cuerpo.

— **Inmunoglobulina D (IgD)**, que existe en pequeñas cantidades en la sangre y es el anticuerpo del que menos conocimiento se tiene.

Por lo general, tanto la IgA como la IgG y la IgM se miden simultáneamente. Al evaluarse juntas, brindan al médico información importante sobre el funcionamiento del sistema inmunológico, especialmente en lo relacionado con las infecciones y las enfermedades autoinmunes.

Una vez que un anticuerpo es producido contra un antígeno específico, la próxima vez que el antígeno entra en el cuerpo el sistema inmunológico recuerda su respuesta y produce más de los mismos anticuerpos.

Los médicos también utilizan este análisis de inmunoglobulina como ayuda a la hora de hacer un diagnóstico de las inmunodeficiencias (cuando el sistema inmunológico no funciona correctamente). Es posible que una persona haya nacido con una inmunodeficiencia o que la haya adquirido como consecuencia de una infección, desnutrición, quemaduras o por los efectos de medicamentos. Los médicos sospecharán que un niño sufre de una inmunodeficiencia si este contrae infecciones frecuentes y poco usuales.

> *i* Los niveles de inmunoglobulina también se utilizan como parte de una evaluación de las afecciones autoinmunes, como la artritis reumatoidea, el lupus y la enfermedad celíaca.

# Serología

Una analítica serológica se basa en la detección de antígenos o de anticuerpos específicos en un individuo, indicativo de la infección por un determinado microorganismo.

A través de la serología se puede estudiar la sangre para determinar qué **anticuerpos** hay presentes. El llamado **examen serológico** permite saber cómo el **organismo** reacciona ante una **infección** o ante la presencia de **patógenos (agente biológico externo que daña a otro ente biológico, denominado huésped)** en el flujo sanguíneo.

Cuando existe una **infección,** los patógenos pueden estimular el organismo para que este genere anticuerpos. La serología, al estudiar la sangre, permite la detección de estos anticuerpos.

Un anticuerpo es una proteína producida por el sistema inmunitario del cuerpo cuando detecta sustancias dañinas, llamadas antígenos. Los ejemplos de antígenos abarcan microorganismos, tales como bacterias, hongos, parásitos y virus, así como elementos químicos.

Cada tipo de anticuerpo es único y defiende al organismo de un tipo específico de antígeno.

La serología puede detectar infecciones y contribuye a determinar cómo tratar diferentes enfermedades. Puede servir para detectar a tiempo, por ejemplo, enfermedades que pueden llegar a ser muy graves como el sarampión, la rubeola o la brucelosis.

Estos análisis se pueden realizar para determinar también si se ha estado expuesto alguna vez a algún tipo de microorganismo. No significa necesariamente que en el momento en que se realice la serología se esté padeciendo algún tipo de infección o enfermedad.

Se pueden determinar dos tipos de anticuerpos (IgM, IgG) frente a una infección. Ante una exposición al patógeno, el organismo produce en primer lugar anticuerpos IgM frente a él. Estos anticuerpos aparecen a las 2-3 semanas de la exposición, se pueden detectar incluso antes de la aparición de la sintomatología y suelen mantenerse entre 3 y 6 meses. Los anticuerpos de tipo IgG se producen unas dos semanas más tarde que los de tipo IgM y se mantienen durante toda la vida del individuo.

Dentro de la serología existen multitud de pruebas analíticas en el laboratorio, las más importantes y relevantes pueden ser:

— Hepatitis A, B, y C
— Toxoplasmosis
— Rubeola
— HIV
— CMV (Citomegalovirus)

## Serología hepatitis A

La hepatitis A es una infección del hígado altamente contagiosa causada por el virus de la hepatitis A (VHA). Constituye una de las múltiples causas de hepatitis, condición caracterizada por inflamación y aumento del tamaño del hígado. Esta prueba detecta en sangre un tipo de anticuerpos que el sistema inmune del organismo produce en respuesta a la infección por el VHA.

Los resultados pueden indicar lo que se expone en la tabla siguiente:

| IgM VHA | IgG VHA o anticuerpos totales VHA (IgG e IgM) | Interpretación de los resultados |
|---|---|---|
| Positivo | No realizado | Infección aguda o reciente por el VHA |
| Negativo | Positivo | No existe infección activa, aunque ha existido exposición previa al VHA; se ha desarrollado inmunidad frente al VHA o se ha recibido la vacuna recientemente. |

Si los anticuerpos totales o los de tipo IgG son positivos y el paciente no se ha vacunado, se puede afirmar que en algún momento ha contraído la infección por el VHA (a pesar de que no lo sepa).

## Serología hepatitis B

Las pruebas de la hepatitis B permiten detectar si existe o ha existido una infección por el virus de la hepatitis B (VHB). Pueden detectarse proteínas víricas (antígenos), anticuerpos producidos en respuesta a la infección o material genético (ADN) del virus. El patrón de resultados obtenidos permite identificar una infección activa o conocer el estado inmunitario del paciente como consecuencia de una exposición anterior al VHB.

Existen varias pruebas que permiten realizar un cribado de la infección en ausencia de síntomas y signos, determinar si la infección es aguda o crónica, monitorizar una infección crónica y la eficacia del tratamiento. Las pruebas realizadas inicialmente incluyen:

- **HbsAg:** Antígeno de superficie del VBH. Es el primer marcador de la infección que aparece, y si persiste más de 6 meses, la infección se considera crónica.
- **Anti-Hbs:** Anticuerpo de superficie frente al HBsAg. Indica recuperación o bien inmunidad tras la vacunación.
- **HbeAg:** Antígeno «e» del VBH. Indica una replicación viral activa. En algunos pacientes puede no ser detectada.
- **Anti-Hbe:** Anticuerpo frente al HBeAg. Se asocia con una disminución de la replicación viral.
- **Anti-Hbc:** Anticuerpo frente al antígeno core del VBH, el cual puede ser IgG o IgM.

- **Anti-HBc total (IgG+IgM):** Indica que el paciente ha estado en contacto con el VBH. Aparece en las primeras fases de la enfermedad y persiste indefinidamente
- **Anti-HBc IgM:** Si es positivo, indica una exposición reciente (hepatitis aguda) o bien un brote de actividad (reactivación de una hepatitis B ya conocida).
- **DNA-VBH:** Se detecta para saber el estado de la replicación del VBH. Se mide cuantitativamente en unidades internacionales (UI) por mililitro (mL). Si sigue positivo después de la infección aguda, se considera que ha evolucionado a crónica (después de 6 meses).

|  | HbsAg | HbsAc | HbcAc | HbeAg | HbeAc |
|---|---|---|---|---|---|
| HB aguda contagiosa | Positivo | Negativo | IgM | Positivo | Negativo |
| HB periodo ventana | Negativo | Negativo | IgM | Positivo o Negativo | Positivo o Negativo |
| Recuperación HB | Negativo | Positivo | IgG | Negativo | Positivo o Negativo |
| Vacunación | Negativo | Positivo | Negativo | Negativo | Negativo |
| HB crónica contagiosa | Positivo | Negativo | IgG | Positivo | Negativo |
| HB aguda fase tardía | Negativo | Negativo | IgG | Negativo | Positivo |

Las pruebas para la hepatitis B pueden solicitarse individualmente, aunque a menudo se solicitan combinadas, en función del motivo que causa su solicitud. Los resultados de las pruebas se interpretan conjuntamente. A veces, el significado que puede tener un resultado depende totalmente del resultado obtenido en otra de las pruebas.

## Serología hepatitis C

El virus de la hepatitis C (VHC) ocasiona una infección del hígado caracterizada por inflamación y daño del órgano.

La prueba más común es la que detecta en sangre anticuerpos producidos en respuesta a la infección por el VHC. Otras pruebas detectan la presencia del ácido ribonucleico (ARN) del virus, cuantifican este ARN vírico presente o determinan el subtipo específico del virus.

Las pruebas para la hepatitis C que detectan anticuerpos frente al virus son útiles para realizar un cribado de la infección, por ejemplo en personas con factores de riesgo pero sin signos ni síntomas, en personas con signos o síntomas de afectación hepática, o en personas expuestas al virus.

Como los niveles de anticuerpos pueden mantenerse en sangre una vez superada la infección, en caso de que el resultado sea positivo debe realizarse una prueba adicional en la que se evalúa el ARN del virus (se detecta material genético vírico). La detección del material genético vírico indica que el virus está presente en el organismo, que la infección no se ha resuelto y que es necesario instaurar un tratamiento. La prueba que analiza el genotipo del VHC determina qué tipo (cepa) de virus causa la infección y es de gran ayuda para establecer el mejor tratamiento.

Los resultados de la detección de anticuerpos se suelen informar como «positivos» o «negativos». El análisis del ARN del VHC se informa con un resultado numérico. En caso de que no exista virus en sangre o que la cantidad de virus sea muy baja como para poder ser detectada, el resultado se informa como «negativo» o «no detectable».

| Anticuerpos VHC (anti-VHC) | ARN del VHC | Infección por VHC |
|---|---|---|
| Negativo | | No existe infección o ha trascurrido muy poco tiempo tras la infección, lo que limita la validez de la prueba. Suele repetirse transcurrido un tiempo. |
| Positivo o indeterminado | Negativo | Infección aguda o no existencia de infección (resultado falso positivo), deben realizarse pruebas adicionales |
| Positivo, positivo débil o indeterminado | Positivo | Infección actual |

## Serología VIH

VIH significa virus de inmunodeficiencia humana. Es un virus que destruye determinadas células del sistema inmunitario (la defensa del cuerpo contra las enfermedades que nos ayuda a mantenernos sanos).

Cuando el VIH daña el sistema inmunitario, es más fácil enfermar de gravedad e incluso sufrir infecciones que el cuerpo normalmente podría combatir.

Este tipo de análisis sirve para detectar si hay anticuerpos contra el VIH. La presencia de anticuerpos indica infección por el virus.

Desde que la persona contrae la infección hasta que su sistema inmune desarrolla anticuerpos, transcurre un tiempo, denominado periodo ventana, que dura entre seis y ocho semanas y en el que las pruebas diagnósticas para la detección de anticuerpos son negativas. Por este motivo, es recomendable repetir la prueba a partir del tercer mes desde la última relación de riesgo.

La prueba de antígeno analiza la sangre en busca de un antígeno del VIH llamado p24. Cuando se está infectado originalmente con el VIH y antes de que el organismo tenga la oportunidad de producir anticuerpos para el virus, la sangre tiene un alto nivel de p24. El examen de antígeno p24 es preciso de 11 días a 1 mes después de ser infectado. Este examen por lo regular no se utiliza por sí solo para detectar una infección con VIH.

Una prueba sanguínea de antígeno-anticuerpo busca niveles tanto de anticuerpos para el VIH como del antígeno p24. Este examen puede detectar el virus tan solo tres semanas después de ser infectado.

## Serología toxoplasmosis

Es un examen de sangre que busca anticuerpos en la sangre contra un parásito llamado *Toxoplasma gondii*.

La toxoplasmosis es una enfermedad infecciosa ocasionada por el parásito intracelular, llamado *Toxoplasma gondii*. Puede aparecer en animales, principalmente en los gatos y animales de granja, así como en humanos. Muchas personas pueden padecerla sin tener conocimiento de ello; puede estar latente en el organismo una o dos semanas, o tener síntomas similares a otras patologías. Hay que tratar de **prevenirla especialmente en el embarazo**.

Cuando una persona ha quedado expuesta a *Toxoplasma gondii*, su sistema inmunitario responde produciendo anticuerpos contra el parásito. Existen dos tipos de anticuerpos producidos en respuesta a una infección por *Toxoplasma gondii*, de tipo IgM y de tipo IgG, ambos detectables en sangre.

Los anticuerpos de tipo IgM son los que el organismo produce primero en respuesta a la infección por *Toxoplasma*. Se detectan en la mayor parte de las personas una semana o dos después de la exposición. La producción de IgM aumenta durante un corto período de tiempo y después va disminuyendo. Normalmente, después de pocos meses,el nivel (título) de anticuerpos IgM cae por debajo de los valores detectables. Si la infección latente se reactiva en algún momento y/o se vuelve crónica, se producen más anticuerpos de tipo IgM de nuevo.

Los anticuerpos IgG se producen varias semanas después de la infección inicial para proporcionar protección a largo plazo. Los anticuerpos IgG aumentan durante la infección activa y posteriormente se estabilizan a medida que la infección por Toxoplasma se resuelve y el parásito se vuelve inactivo. Una vez ha existido una exposición a *Toxoplasma gondii*, siempre queda cierta cantidad de anticuerpos de tipo IgG detectable en sangre durante el resto de la vida.

| IgM | IgG | Posible interpretación |
|---|---|---|
| Negativo | Positivo | Infección aguda |
| Negativo | Negativo | Infección no presente o infección muy reciente, no exposición previa. |
| Positivo | Negativo | Infección reciente, en un recién nacido, indica infección congénita. |
| Positivo | Positivo | Infección activa; infección crónica, puede indicar reactivación; IgM pueden ser positivos durante varios meses, después de resolverse la infección. |

## Serología rubeola

La rubéola es una infección vírica leve que se caracteriza por fiebre y una erupción cutánea, que suele durar de dos a tres días. La prueba de la rubéola detecta y mide en sangre los anticuerpos que el sistema inmune del organismo produce en respuesta a la infección por el virus de la rubéola.

Existen dos tipos de anticuerpos frente a la rubéola: IgM e IgG. El primero que aparece en la sangre después de la exposición al virus es el anticuerpo frente a la rubéola de tipo IgM. La concentración alcanza su pico máximo aproximadamente entre siete y diez días después de la infección, y a partir de ese momento disminuye progresivamente hasta desaparecer algunas semanas después, excepto en las infecciones en recién nacidos, en los que puede detectarse durante varios meses o hasta un año.

Los anticuerpos de tipo IgG frente a la rubéola tardan un poco más en aparecer que los de tipo IgM, pero una vez lo hacen permanecen en el torrente sanguíneo durante toda la vida, proporcionando protección frente a reinfecciones.

La presencia de anticuerpos IgM contra rubéola en la sangre indica una infección reciente, mientras que la presencia de anticuerpos IgG puede indicar una infección reciente o antigua por el virus, o también que se ha administrado la vacuna contra la rubéola (triple vírica: sarampión, rubéola y parotiditis), y está proporcionando una protección adecuada.

| Edad | IgM | IgG | Interpretación |
|---|---|---|---|
| Adulto/Niño | Positivo | Positivo o Negativo | Infección reciente |
| Adulto/Niño | - | Positivo | Infección previa, vacunación o inmunidad |
| Recién nacido | Positivo | - | Infección congénita |
| Recién nacido | - | Positivo | Inmunidad materna, inmunidad pasiva hasta un máximo de seis meses |

## Serología CMV (Citomegalovirus)

El citomegalovirus (CMV) es un virus común que está ampliamente extendido en toda la población, si bien raramente ocasiona síntomas. Se considera que entre un 50 % y un 85 % de la población ha sido infectada con CMV.

Si un paciente sintomático presenta IgM e IgG frente a CMV, es probable que sea la primera vez que haya estado expuesto (recientemente) al virus o bien que una infección previa se haya reactivado. Esto puede confirmarse determinando los anticuerpos IgG dos o tres semanas más tarde.

Si entre la primera y la segunda determinación existe un aumento de cuatro veces, el paciente tiene una infección activa por CMV (primaria o reactivada).

Si solo se encuentran anticuerpos IgM y los anticuerpos IgG son negativos, la persona se habrá infectado recientemente.

Si una persona está sintomática pero con los anticuerpos IgG o IgM muy bajos o indetectables, puede ser que no se trate de una infección por CMV o que el paciente sufra algún tipo de trastorno del sistema inmunitario, por lo que no produce una cantidad adecuada de anticuerpos, a pesar de que el virus esté presente.

Existen un gran número de pruebas serológicas. En esta guía se han tratado las más relevantes por su importancia para el diagnóstico y tratamiento de las enfermedades.

Otras pueden ser:

- VDRL, para el diagnóstico de sífilis.
- Sarampión.
- Varicela.
- Brucella.
- Enfermedades producidas por hongos (micoticas).
- Enfermedades del aparato respiratorio.
- Herpes.

# Vitaminas

Las vitaminas son sustancias que el cuerpo necesita para crecer y desarrollarse normalmente. El cuerpo necesita trece vitaminas. Las vitaminas provienen de los alimentos que se consumen. El organismo también puede producir vitaminas D y K.

La deficiencia o carencia de vitaminas en la alimentación puede producir trastornos, mientras que una ausencia total de vitaminas en la dieta puede provocar enfermedades graves como el escorbuto (déficit de vitamina C).

Las vitaminas se dividen en dos grandes grupos:

- **Vitaminas hidrosolubles**: son aquellas que se disuelven en el agua. En este grupo se encuentran las vitaminas C y las B1, B2, B3, B6 y B12. Su almacenamiento en el organismo es mínimo, por lo que la dieta diaria debe de cubrir las necesidades de estas sustancias.
- **Vitaminas liposolubles**: el organismo las almacena en los tejidos, el hígado y la grasa. Son las vitaminas A, E, D y K. Son solubles en los cuerpos grasos, son poco alterables, y el organismo puede almacenarlas fácilmente.

## Vitamina A (Retinol)

Valores normales: 20-100 µg/dL (0,7-3,5 µmol/L)

Es una vitamina liposoluble. Necesaria para el mantenimiento de los tejidos, el correcto funcionamiento de la vista y el crecimiento óseo. Interviene en procesos de reproducción y de inmunidad. Favorece la reproducción y que el embrión se desarrolle de manera normal.

Alimentos que la contienen: hígado, queso, zanahoria, verduras, albaricoque, caqui, melocotón, melón.

## Vitamina B1 (Tiamina)

Valores normales: 0-2 µg/dL (0-75 nmol/L)

Vitamina hidrosoluble. Interviene en el metabolismo de los hidratos de carbono y en el funcionamiento del sistema del sistema nervioso, corazón y músculos.

Carne, yema de huevo, levadura, legumbres secas, cereales integrales, frutos secos son alimentos ricos en vitamina B1.

## Vitamina B2 (Riboflavina)

> Valores normales: 4-24 µg/dL (106-638 nmol/L)

Es una vitamina hidrosoluble. Entre sus funciones se encuentran la producción de energía proveniente de carbohidratos y grasas, el mantenimiento de la piel, y provocar la activación de otras vitaminas tipo B como la vitamina B6 y el ácido fólico. También produce la formación de glucógeno, que es el almacenamiento de la glucosa.

Podemos encontrarla en el hígado, el queso, carnes de ternera, cerdo, pescados, leche, huevos, legumbres, espinacas, espárragos, etc.

## Vitamina B3 (Niacina)

Se encarga de sintetizar y degradar los ácidos grasos, los hidratos de carbono, los aminoácidos y el intercambio de oxígeno en los tejidos.

Facilita el mantenimiento de los nervios junto con una piel saludable, y tiene un efecto reductor sobre el colesterol.

Se encuentra en alimentos ricos en proteínas: carnes magras, pescados, frutos secos (nueces y almendras), arroz, pan integral, setas frescas, dátiles, melocotones, etc.

Pertenece a las vitaminas hidrosolubles.

## Vitamina B6 (Piridoxina)

✓ Valores normales: 5-30 ng/mL (20-121 nmol/L)

Vitamina hidrosoluble. Una de sus principales funciones es la participación que tiene en la formación de glóbulos rojos y el mantenimiento de la función cerebral. Influye en el desarrollo cerebral durante el embarazo y la infancia.

Las principales fuentes alimenticias son el hígado, cerdo, aves, cordero, mariscos, hígado de pescado, yema de huevo, lácteos, cereales integrales y sus derivados, leguminosas, germen de trigo, levadura de cerveza, etc.

## Vitamina B9 (Ácido fólico)

✓ Valores normales: 5,4-18,0 ng/mL (12,2-40,8 nmol/L)

Es una vitamina hidrosoluble. El ácido fólico se utiliza como suplemento durante el embarazo para prevenir defectos en el tubo neuronal del feto. Su presencia es necesaria en la formación de ácidos nucleicos (DNA, RNA), transportadores de la información genética hasta las células. Tiene un papel conjunto con la vitamina B12 para la formación de hematíes (glóbulos rojos).

Se encuentra en hortalizas de hojas verdes como espinacas, grelos, coles, lechuga. Algunas frutas, como cítricos, melón o plátano, legumbres, carne (hígado sobre todo), cereales integrales, leche y huevos, y en algunos frutos secos.

## Vitamina B12

 Valores normales: 279-996 pg/mL (206-735 pmol/L)

Vitamina hidrosoluble. Facilita la síntesis de glóbulos rojos y el mantenimiento del sistema nervioso central. Interviene en la maduración y desarrollo de las células en general y las sanguíneas en particular. Participa en la creación de tejido nervioso. Es necesaria para el crecimiento.

Fundamentalmente encontramos vitamina B12 en alimentos de origen animal: huevos, carne, pollo, marisco, leche y derivados lácteos.

## Vitamina C (Ácido ascórbico)

 Valores normales: 0,4 - 1,0 mg/dL (23 - 57µmol/L)

La **vitamina C o ácido ascórbico** es una vitamina hidrosoluble. Es una de las mas conocidas, y sus funciones son muy variadas e importantes.

Participa en reacciones de oxidación celular, por eso es un componente antioxidante de la alimentación. Colabora en la formación de colágeno. Es necesaria para la cicatrización. Colabora en la conversión del ácido fólico y la absorción del hierro en el intestino. Participa en reacciones neurológicas. Participa en el sistema leucocitario y previene las infecciones respiratorias. Colabora en el correcto mantenimiento de las mucosas.

Sus principales fuentes son los cítricos y sus zumos, naranja, limón, pomelo. También en frutas como fresa, kiwi, albaricoque, melocotón, pera, manzana, melón y tomate, así como en vegetales de hoja verde, brócoli, espárrago, col, pimiento y en la patata.

## Vitamina D (Calciferol)

 Valores normales: 30-100 ng/mL (75-250 nmol/L)

La **vitamina D o calciferol** es una vitamina liposoluble, también denominada antirraquítica.

Es también conocida como «**la vitamina del sol**», porque nuestro organismo es capaz de elaborarla al exponerse a la radiación solar, pudiendo suponer hasta más del 50 % de toda la vitamina disponible.

Ayuda a la absorción del calcio en el organismo, manteniendo su nivel en dientes y huesos. Por ello, unos niveles adecuados de vitamina D en sangre previenen el desarrollo de enfermedades como la osteoporosis y protegen frente a las fracturas de huesos.

Participa en la coagulación sanguínea.

Se encuentra en el aceite de hígado de bacalao y en las conservas de pescado, mantequilla, margarina, hígado, huevos, queso, nata, leche enriquecida, pescado, ostras, cereales, etc.

# Vitamina E (Tocoferol)

 Valores normales: 5-18 µg/mL (12-42 µmol/L)

Es una vitamina liposoluble.

De toda la vitamina E que se toma a lo largo del día, únicamente se absorbe y atraviesa la barrera intestinal entre el 20 % y el 40 %.

Entre sus funciones destacan las siguientes: Ayuda al cuerpo a utilizar la vitamina K, participa en la formación de glóbulos rojos, fomenta la dilatación de los vasos sanguíneos, evita la formación de coágulos de sangre, protege la vitamina A y evita la degeneración muscular.

Su toxicidad puede interferir con la vitamina K y provocar hemorragias.

Las principales fuentes alimenticias son: el germen de trigo, el maíz, aceites vegetales, aceitunas y frutos secos (nueces), Mantequilla, margarina y huevo, hortalizas de hojas verdes como espinacas, grelos, coles, lechuga y espárragos.

# Vitamina K

 Valores normales: 0,13-1,19 pg/mL (0,29-2,64 nmol/L)

Es una vitamina liposoluble. También se la denomina **antihemorrágica** o «vitamina de la coagulación».

No está presente en la lista de vitaminas esenciales, aunque es importante tener en cuenta que su ausencia provocaría que la sangre no coagulase. También ayuda en la prevención de enfermedades cardiovasculares.

Una pequeña parte de la vitamina K la producen las bacterias intestinales, pero solo se absorbe en pequeñas cantidades.

Los recién nacidos son propensos al déficit de vitamina K, ya que el intestino no ha adquirido las bacterias que la producen.

Se encuentra en los vegetales de hoja verde, coles, repollo, coliflor, espinacas, té y soja. Brócoli, cebolletas, berros, espárragos e incluso perejil son otras opciones verdes. Entre las frutas, aunque en menor cantidad, la aportan la manzana verde, las ciruelas secas, los arándanos y las uvas.

# Alergia

La alergia es un problema crónico común que afecta al sistema inmunitario. Normalmente, el sistema inmunitario combate los virus, las bacterias y otros agentes infecciosos. Con una alergia, el sistema inmunitario trata a una sustancia inofensiva como el polvo o el polen, como una amenaza. Para combatirla produce anticuerpos llamados inmunoglobulina E (IgE).

Las sustancias que causan una reacción alérgica se llaman alérgenos. Otros alérgenos comunes además de polen y el polvo son la caspa de los animales, alimentos como las nueces y los mariscos, así como ciertos medicamentos, como la penicilina.

Un aumento de IgE total indica que probablemente la persona afectada presenta una o varias alergias. Los niveles de IgE alérgeno-específica aumentan tras la exposición y disminuyen progresivamente, y estas oscilaciones se reflejan en la cantidad de IgE total en sangre.

Si se tiene una alergia de carácter estacional, como una alergia debida al polen, aumentarán tanto los niveles de IgE total como los de IgE alérgeno-específica durante la época del año en la que se encuentra el alérgeno.

Cuando existe alergia a uno o varios alimentos, los niveles de IgE total reflejan las exposiciones a los alimentos en cuestión. Si la alergia es debida a un alérgeno para el cual se mantiene una exposición constante, como moho, polvo o pelos de animales domésticos, los niveles de IgE total pueden estar aumentados de manera persistente.

☑ Valores normales: 0 y 100-130 UI/ml.

## RAST (prueba de radioalergoabsorbencia)

Es una prueba de laboratorio que se realiza en la sangre. Esta prueba verifica la cantidad de anticuerpos lgE específicos en la sangre, los cuales están presentes si hay una reacción alérgica «verdadera».

Igual que con las pruebas de piel, la IgE específica en sangre se estudia por alérgenos individuales. El especialista decide cuáles se estudian en concreto por los datos del historial del paciente y por las sospechas que le comuniquen.

Los alérgenos más comunes que se puede detectar con un RAST son:

— Pólenes. Partículas que provienen de los árboles, gramíneas y arbustos y se liberan para fecundar otras plantas.

— Caspa y proteínas de animales. Determinadas **sustancias derivadas de la piel o del pelo de algunos animales** son responsables de varias manifestaciones alérgicas. Todos los animales de sangre caliente, como **perros, gatos o hámsteres presentan este tipo de alérgenos en la caspa.**

— Ácaros. En el entorno de nuestra casa (colchones, mantas, almohadas, sábanas y sofás) podemos encontrar **una subclase de arácnidos,** de entre 0,1 y 0,5 milímetros, denominados ácaros, que **se alimentan** principalmente **de células muertas de la piel humana y animal.**

— Mohos. Producen esporas que flotan en el aire como el polen y que pueden causar reacciones alérgicas. Se desarrollan **en ambientes cálidos y húmedos** y pueden encontrarse tanto en espacios interiores como exteriores.

— Alimentos de todo tipo. Huevo, leche, frutas, frutos secos, pescado, mariscos, soja, trigo, etc.

— Veneno de insectos, avispas, abejas, etc.

— Medicamentos, principalmente antibióticos.

— Minerales

— Polvo

— Látex

— Hongos, etc.

| Interpretación de resultados obtenidos | | |
|---|---|---|
| <0,35 KU/L | Clase 0 | Normal o negativo |
| 0,35-0,70 KU/L | Clase 1 | Positivo mínimo |
| 0,70-3,5 KU/L | Clase 2 | Positivo bajo a intermedio |
| 3,5-17,5 KU/L | Clase 3 | Positivo, intermedio a alto |
| 17,5-50 KU/L | Clase 4 | Positivo alto |
| 50-100 KU/L | Clase 5 | Positivo muy alto |
| >100 KU/L | Clase 6 | Positivo, máximo |

# Toxicología

La toxicología es el estudio de los efectos tóxicos de las sustancias en los organismos vivos. Incluye los síntomas, los mecanismos, los tratamientos y la detección de las intoxicaciones, particularmente en personas. El principal criterio sobre la toxicidad de una sustancia es la dosis, es decir, la cantidad de exposición a la sustancia.

Una analítica toxicológica se refiere a diversas pruebas que determinan el tipo y la cantidad aproximada de drogas legales e ilegales que una persona ha tomado.

El análisis de tóxicos se realiza normalmente en sangre o en orina, pero también puede hacerse en saliva y cabello. Puede efectuarse para evaluar posibles sobredosis o intoxicaciones accidentales o intencionadas.

Si el examen se utiliza como análisis para drogas, tiene que hacerse dentro de un período de tiempo específico después de haber tomado la droga o fármaco, o mientras aún se puedan detectar formas de esta en el cuerpo. Los ejemplos son los siguientes.

— **Alcohol (etanol):** 3 a 10 horas. El análisis de alcohol en la sangre (alcoholemia) mide la cantidad de alcohol (etanol) en el cuerpo. El alcohol se absorbe rápidamente en la sangre y se puede medir a los pocos minutos de ingerir una bebida alcohólica. La cantidad de alcohol en la sangre alcanza su nivel más alto aproximadamente una hora después de beber.

Los resultados del nivel de alcohol en la sangre se pueden dar de diferentes maneras; por ejemplo, el porcentaje de alcohol en sangre (BAC, por sus siglas en inglés). Los resultados típicos son los siguientes:

- Sobrio: 0.0 porcentaje de BAC.
- Legalmente intoxicado: porcentaje de BAC 0,08.
- Ebriedad: porcentaje de BAC 0,08–0,40.
- En riesgo de complicaciones graves: porcentaje de BAC por encima del 0,40 Con este nivel de alcohol en la sangre puede estar en riesgo de coma.

— **Anfetaminas**: 24 a 48 horas. La anfetamina es una droga de uso recreativo comúnmente usada, que sobreestimula el sistema nervioso central y hace que las personas que las consumen se sientan alerta, con energía y productivas en forma inusual. Los estimulantes como la anfetamina y la metanfetamina también pueden causar euforia, agitación abrumadora, delirios y alucinaciones. Los sentimientos de agresión y paranoia pueden hacer que las personas sean más propensas a la violencia.

Los niveles de anfetamina dentro de un rango de 0.02 a 0.05 miligramos/litro (mg/L) e incluso hasta 0.2 mg/L pueden incluirse en la categoría terapéutica o de uso con receta.

Una concentración mayor de 0.2 mg/L sera un signo de abuso.

Los niveles mayores de 2.5 mg/L pueden ser tóxicos y posiblemente mortales.

— **Barbitúricos**: hasta 6 semanas. Los barbitúricos son fármacos que causan relajación y somnolencia. Una sobredosis con barbitúricos ocurre cuando alguien toma una cantidad mayor a la normal o recomendada de este medicamento. Una sobredosis es potencialmente mortal.

El consumo de barbitúricos es un problema de adicción importante para muchas personas. La mayoría de las personas que toman estos medicamentos para trastornos convulsivos o síndromes de dolor no abusan de ellos, pero los que lo hacen, generalmente empiezan consumiendo el medicamento que les recetaron a ellos o a otros miembros de la familia.

La mayoría de sobredosis de este tipo de medicamento involucra una mezcla de drogas, usualmente alcohol y barbitúricos, o barbitúricos y opiáceos (heroína u oxicodona).

— **Benzodiacepinas**: hasta 6 semanas con un alto nivel de consumo. Las benzodiacepinas son depresores del sistema nervioso central. Se usan para sedar a los pacientes, ayudarles a dormir, prevenir convulsiones, calmar la ansiedad y relajar los espasmos musculares. Estos medicamentos son a menudo, denominados de manera informal, tranquilizantes, píldoras para dormir y relajantes musculares.

En ocasiones, las benzodiacepinas se usan de manera ilegal. El abuso crónico de benzodiacepinas puede provocar adicción, y la combinación de estos medicamentos con otros depresores, como el alcohol, puede ser mortal.

Las dosis terapéuticas varían desde 0.5 hasta 50 miligramos (mg). Una sobredosis de 10 a 20 veces la dosis recetada de algunas benzodiacepinas puede ocasionar un coma leve, pero por lo general no causa respiración lenta ni superficial.

— **Cocaína:** 2 a 4 días y hasta 10 a 22 días si el consumo es excesivo. La cocaína es un polvo blanco. Se puede inhalar por la nariz o mezclarse con agua e inyectarse con una aguja. La cocaína también se puede convertir en pequeñas rocas blancas, llamada *crack*. El *crack* se fuma en una pipa de vidrio pequeña.

— **Codeína:** 1 a 2 días. La **codeína** es un alcaloide presente de forma natural en los exudados de la adormidera llamados opio. Es utilizado en medicina como analgésico, sedante y antitusígeno. También es considerada como un narcótico.

— **Heroína**: 1 a 2 días. Es una droga opiode proveniente de la morfina, una sustancia natural en el capullo de la amapola o adormidera asiática.

Se inyecta mezclada con agua. La heroína también puede ser fumada o inhalada por la nariz. Todas estas formas de consumir heroína la envían al cerebro muy rápido, lo que la hace muy adictiva.

El uso regular de la heroína puede conducir a su tolerancia. Esto significa que los usuarios necesitan más cantidad de la droga para tener el mismo efecto. Las dosis altas generan con el tiempo dependencia a la heroína. Si los usuarios dependientes dejan la droga, tienen síntomas de abstinencia.

- **Metadona:** 2 a 3 días. La metadona es un fármaco de la familia de los opiáceos, sustancias utilizadas para tratar el dolor, como la codeína, o con fines recreacionales, como la heroína. **Los opiáceos también son conocidos como narcóticos.**

  **Se utiliza para tratar el síndrome de abstinencia de opiáceos, que provoca síntomas como ansiedad, insomnio, vómitos, fiebre, dolor muscular y diarrea. Remite de forma progresiva, entre 5 y 7 días después de la interrupción del consumo.**

- **Morfina:** 1 a 2 días. La **morfina** es un analgésico que se obtiene de la planta del opio, conocida popularmente como adormidera. El **opio** es una de las drogas más empleadas en la antigüedad, que ha sido sustituida actualmente por sus famosos derivados: la morfina y especialmente la heroína.

- **Fenciclidina (PCP):** 1 a 8 días. La PCP o fenciclidina es una droga peligrosa que inicialmente se desarrolló como anestésico. La PCP afecta a la memoria y a las capacidades de procesar emociones y de aprender. A dosis bajas, los efectos de la PCP pueden ser similares a los de una borrachera.

  Dependiendo de la dosis y de la forma en que se tome la PCP (inyectada, fumada o tragada), sus efectos se pueden notar al cabo de 2 a 5 minutos y durar de 6 a 24 horas.

# Glosario

— **ADN (Ácido Desoxirribonucleico):** Es una molécula presente en casi todas nuestras células que contiene la información genética. Esta molécula posee el código que determina todas las características y el funcionamiento de un individuo. Es, además, la encargada de transmitir la información de lo que somos a nuestros hijos, la molécula de la herencia.

— **ARN (Ácido Ribonucleico):** Es una molécula muy parecida al ADN pero que desempeña otras funciones. Básicamente es la molécula que "media" entre el ADN y las proteínas. El ADN, lleva información y a partir de él se fabrican las proteínas. Pero por sí mismo no es capaz de interaccionar con las estructuras celulares que actúan de fábricas de las proteínas. Ahí entra el ARN para "ayudarle".

El ARN además es capaz de realizar otro tipo de acciones dentro de la célula. Algunos ARN son reguladores, participando en las actividades celulares a modo de controladores, diciendo cuándo un gen se tiene que convertir en proteína y cuándo no.

Es el único material genético de ciertos virus.

— **Bacterias:** Las bacterias son microorganismos unicelulares que tienen la propiedad de crecer y reproducirse por si mismos. En algunos casos llegan a ocasionar enfermedades. En cierta medida se puede decir que el organismo precisa de las bacterias para funcionar correctamente.

En órganos genitales o en el intestino hay bacterias que se ocupan de mantener el adecuado equilibrio. El verdadero problema reside cuando el cuerpo se encuentra con un exceso de bacterias o cuando es nociva.

— **Virus:** Los virus son microorganismos compuestos por ácidos nucleicos y proteínas que solo sobreviven y se reproducen cuando se alimentan de un ser vivo, que se conoce como células huésped. No están considerados como beneficiosos para el organismo, llegando a causar enfermedades en algunos casos graves.

Entre los virus considerados como más trascendentes se encuentran el Ébola o el virus de VIH entre otros.

**Diferencias entre bacteria y virus:**

- El virus siempre es perjudicial para la salud, las bacterias pueden ser beneficiosas.
- Las bacterias son organismos vivos que tienen una célula, los virus necesitan de un "huesped" para mantenerse vivos.
- Las bacterias cuando producen enfermedades infecciosas son tratadas con antibióticos, para el caso de los virus se utilizan vacunas o antivirales.

Los virus producen enfermedades como los catarros, laringitis, gripe, bronquiolitis, varicela, sarampión, rubeola, paperas, mononucleosis, herpes, hepatitis, etc. la mayoría de las gastroenteritis y de las anginas, también son de origen vírico. Las bacterias son las causantes de la tosferina, escarlatina, tuberculosis, la mayoría de las infecciones de orina, otitis y neumonías. Pueden causar un tipo de anginas y un escaso número de gastroenteritis.

La meningitis y la conjuntivitis pueden ser tanto producidas por virus como por bacterias.

— **Enzima:** Las enzimas son proteínas "especialistas" y controlan todas las reacciones químicas de nuestro cuerpo. Hay enzimas en todo ser vivo. Se dice que son catalizadores, porque cada reacción química necesita una enzima para que se realice, es decir, todo lo que se transforma lo hace gracias a una enzima. Cada enzima actúa sobre una sustancia concreta, como una llave y una cerradura.

— **Equilibrio Ácido-Base:** La acidez y la alcalinidad se expresan en la escala de pH, que oscila de 0 (ácidos fuertes) a 14 (bases o álcalis fuertes). El centro de la escala de pH lo ocupa el valor denominado neutro, es decir, 7,0. Si el pH se encuentra entre 7,35 y 7,45, la sangre es ligeramente básica. Por lo general, el organismo mantiene el pH de la sangre próximo a 7,4.

El equilibrio corporal entre la acidez y la alcalinidad se denomina equilibrio ácido-básico. El equilibrio ácido-básico de la sangre se controla con precisión porque incluso una pequeña desviación de la normalidad afecta gravemente a muchos órganos. El organismo utiliza distintos mecanismos para regular el equilibrio ácido-básico de la sangre. En estos mecanismos intervienen los pulmones, los riñones y los sistemas estabilizadores del pH.

— **Isoenzima:** Proteínas con diferente estructura pero que catalizan (causan o provocan) la misma reacción. La existencia de isoenzimas permite que haya enzimas similares con diferentes características, "personalizadas" de acuerdo a los requerimientos específicos del tejido o a determinadas condiciones del metabolismo.

— **Metabolismo**: El metabolismo es un conjunto de procesos físicos y químicos que ocurren en las células, que convierten a los nutrientes de los alimentos en la energía necesaria para que el cuerpo cumpla con todas sus funciones vitales, como respirar, hacer la digestión, hacer circular la sangre, mantener la temperatura corporal y eliminar los desechos (a través de la orina y las heces). Es decir que no sólo utilizamos esa energía para movernos y pensar, sino también cuando estamos en reposo.

**Unidades más utilizadas en la analítica clínica:**

- **10E6**: millones
- **10E3**: mil
- **μ**: micro
- **μL**: micro litro
- **pg**: pico gramo
- **g/dL**: gramo/decilitro
- **mg/dL**: miligramo/decilitro
- **UI/L**: Unidades Internacionales/litro
- **mEq/L**: miliequivalente/litro
- **UFC/mL**: Unidad formadora de colonias/mililitro
- **mL/min**: mililitro por minuto
- **mg/24 h**: miligramo por 24 horas
- **mEq/L/24 h**: miliequivalente/litro por 24 horas
- **g/ 24 h**: gramos por 24 horas
- **μg/mL**: micro gramos/mililitro
- **mUI/L**: mili Unidades Internacionales/litro
- **pg/mL**: pico gramo/mililitro
- **μg/dL**: micro gramo/decilitro
- **μmol/L**: micro mol/litro